朱氏头皮针医学实践丛书
基础学分册

朱明清　萧慕如　著

U0294959

人民卫生出版社

图书在版编目（CIP）数据

朱氏头皮针医学实践丛书.基础学分册/（美）朱明清，萧慕如著.—北京：人民卫生出版社，2014

ISBN 978-7-117-18132-7

Ⅰ.①朱… Ⅱ.①朱…②萧… Ⅲ.①头针疗法
Ⅳ.①R245.32

中国版本图书馆 CIP 数据核字（2014）第 217445 号

人卫社官网	www. pmph. com	出版物查询，在线购书
人卫医学网	www. ipmph. com	医学考试辅导，医学数据库服务，医学教育资源，大众健康资讯

朱氏头皮针医学实践丛书
基础学分册

著　者：朱明清　萧慕如
出版发行：人民卫生出版社（中继线 010-59780011）
地　　址：北京市朝阳区潘家园南里 19 号
邮　　编：100021
E - mail：pmph @ pmph.com
购书热线：010-59787592　010-59787584　010-65264830
印　　刷：北京铭成印刷有限公司
经　　销：新华书店
开　　本：710×1000　1/16　印张：9　插页：8
字　　数：171 千字
版　　次：2015 年 3 月第 1 版　2020 年 12 月第 1 版第 5 次印刷
标准书号：ISBN 978-7-117-18132-7/R·18133
定　　价：36.00 元

打击盗版举报电话：010-59787491　E-mail：WQ @ pmph.com
（凡属印装质量问题请与本社市场营销中心联系退换）

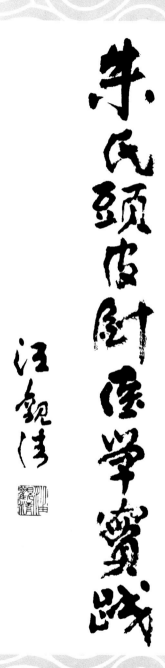

朱氏颈皮针医学实践

汪观清

画家汪观清书面题字

宏揚國粹

振衰起痹

明清醫師巨著

孫運璿 題

台湾前"行政院长"孙运璿先生题词

題

朱明清醫師著
《朱氏頭皮針》

仁懷邃學
衞德兼修
弘揚國粹
譽滿全球

孫治平敬題

孙治平先生（孙中山之孙）题词

岭南派国画大师赵少昂先生题词

上海中医药大学李鼎教授题词

6

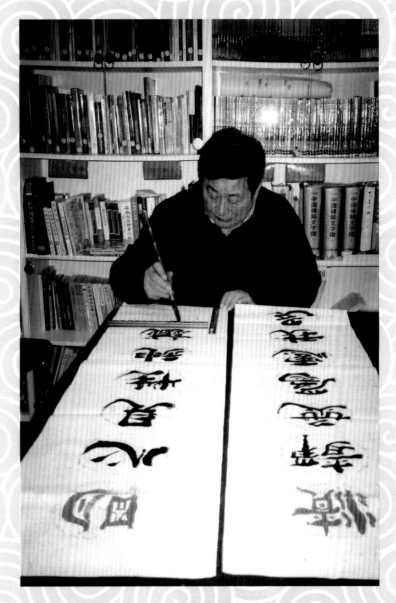

林云大师为朱明清教授题字

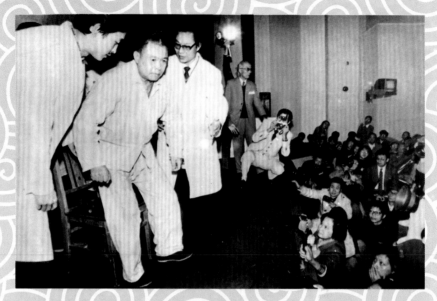

1987 年 11 月 24 日朱教授在北京世界针灸学会联合会成立暨第一届世界针灸学术大会上进行头皮针治疗示范，令中风偏瘫患者当场站立，并移步行走，使到会近百个国家和地区的代表感到震撼

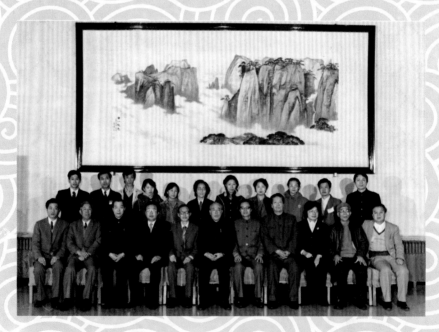

1987 年 11 月世界针灸学会联合会成立暨第一届世界针灸学术大会留影
（左 2）王雪苔（左 4）陈绍武（右 6）胡熙明（右 5）朱明清（右 1）邓良月

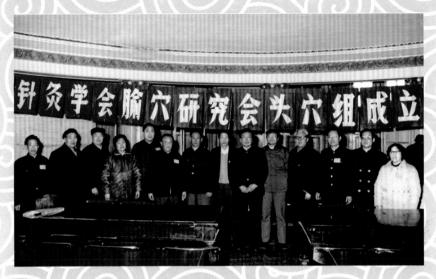

1988 年 1 月中国针灸学会腧穴研究会头穴组成立

朱明清教授（右 3）为副组长

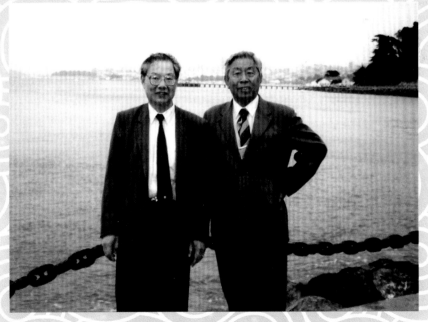

中国针坛巨人王雪苔教授为朱明清教授之伯乐

9

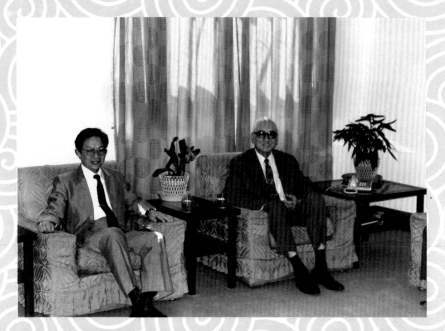

台湾红十字会总会会长徐亨先生与朱明清教授合影

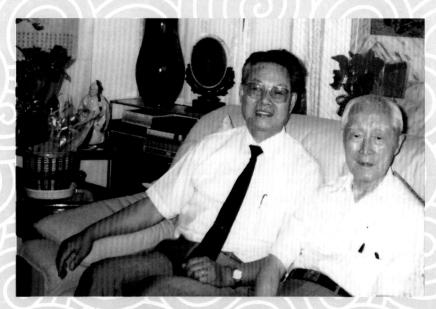

台湾"中国医药大学"董事长陈立夫先生与朱明清教授合影

徐亨序

我国传统医学，乃最宝贵的文化遗产，而"针灸"更为中医中的奇葩。可是某些中国人一向漠视中医，而崇尚西医，认为中医毫无科学性，亦无理论的基础，殊不知传统医学，就是"经验科学"，它从研究实践后找出真理，更能由此开拓未来的璀璨远景。

中国针灸专家、靖江朱明清医师，系上海中医学院针灸系首届毕业生，曾任北京针灸骨伤学院教授、针法灸法教研室主任。以其学有专精、聪颖过人，近30余年来，潜心钻研中医针灸理论，融传统针灸理论和现代针法技术为一体，独创"头皮经穴透刺疗法"，且累积了丰富的临床经验，对急性病症、中风偏瘫患者，疗效神速，本人曾深受其益。

例如1987年在北京召开的世界针灸学会联合会成立暨第一届世界针灸学术大会上，施展头皮针刺治疗，使中风瘫痪患者当场站立行走，与会近百个国家和地区代表，无不一致为之震撼与赞佩。此乃朱教授在针灸学术研究上的一大突破，从而蜚声中外，并被《人民日报（海外版）》誉为"神针朱"。

本会及台湾私立"中国医药学院"（现"中国医药大学"），为促进海峡两岸医术交流，于1989年9月5日，特邀请朱教授来台访问2周，一面与针灸学术机构研究座谈，一面在教学医院示范治疗，期盼能从针灸理论及临床实践中，获致相互切磋、同步发展。朱教授访台期间的精湛针技和谦谦君子的风度，给我们留下良好印象。当时，朱教授访问期满离台前，特将其钻研独创的医学专著《朱氏头皮针》一书，在台印行，以供中医界及习针灸者研参，自属有意义、有价值之举。近更知其精益求精，不断积累临床经验，以充实、提高《朱氏头皮针》实践应用之价值，实为难能可贵。兹为感谢其来台访问的热忱与辛劳，并对《朱氏头皮针医学实践丛书》的问世，帮助于人类的健康贡献至伟，故乐为之序。

台湾红十字会总会会长　**徐亨谨识**

1991 年 10 月 15 日

张效禹序

朱明清，大学同窗，青年挚友。学子时代的明清，生活艰辛，学习刻苦，性格诙谐，乐达人生。这赋予了他在毕业后长达半个多世纪的坎坷历程中，奋发图强，永不退缩的精神，一步步靠努力、靠刻苦、靠对中医学、对针灸学的热爱与执着，使自己在针灸医学上达到了一个空前的高度。临床上，医术精湛，在世界许多国家和地区，治人无数，救人无数，每到一处誉声鹊起。学术上，自成一家，创立朱氏头皮针。

头皮针，古已有之，即使近、现代也出现多家。这在朱氏自序中已有论及。

然朱氏头皮针，具有独特的理论，神奇的疗效，从针具到手法均有创新。对重症，瘫痪患者，针后可即刻站立行走的神奇疗效，未见者皆不相信，凡见者无不称奇。或曰："短暂的站立、行走，不足为奇，并不能使之永久康复！"诚然！疗效短暂！然而如此效果普天之下也唯朱氏一人能耳！且这一站立、行走，给久卧病榻之患者所带来的精神力量，增强治病的信心，是无法估量的，为达到长远疗效和逐渐康复，注入了活力。这在医学上对一些不治之症是难能可贵的，不易达到的。

朱氏头皮针，学术理论上的特色，在此不赘述。但贯穿在朱氏医疗行为的以下三点，本人认为是朱氏头皮针理论之外的精华。

其一，医患合一。治疗之时，医师参与到患者的活动之中，充分体会了患者功能损失造成的痛苦，在治疗过程中，医师付出了超

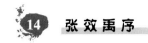

过一般治疗无数倍的精力和体力。

其二，在切实了解患者痛苦的基础上，鼓励患者，调动其自我力量，使患者的自我能动性发挥到极佳状态。

其三，手法轻、取穴细、损伤少，患者乐于接受。

以上三点应该是任何门类的医疗操作，都需要强调的，而在朱氏头皮针中，体现是深刻而具体的。这也许是其神奇疗效的一个原因吧！

我对明清的感佩，并不仅限于其治学的刻苦，学术上的成就，其拳拳爱国之心，对中医事业的执着追求，希望将他的学术成果留给国人，为此常年努力，令人难忘。

明清，我的同龄人，年迈矣！但此心不老，仍在努力！希望在有生之年，为中医，为国人多做一点贡献！

现其专著《朱氏头皮针医学实践丛书》将在国内出版，值得庆幸，甚为感慨！

感慨之余，愿为之序。

原上海中医学院针灸系主任

张效禹

2009 年 10 月于沪寓

张永贤序

　　头皮针疗法又称头针疗法，是针灸疗法的一支流，主要针刺头发覆盖区内的特定部位，以治疗全身各部位疾病的一种微刺系统治疗方法。由于这种疗法安全有效，尤其对脑中风偏瘫及脑源性疾病等往往有立竿见影的疗效，深受医师及病家欢迎，同时也受到国内外医学界的重视。

　　20世纪70年代之后，针灸医学发生了两件震动医学界的大事，第一是1972年美国总统尼克松访华期间，中国公开报道"针刺麻醉"的成功，而形成了美国的"针灸热潮"；第二是1987年"世界针灸学会联合会成立暨第一届世界针灸学术大会"上，朱明清教授以头皮针现场示范治疗，并令急性中风偏瘫患者当场站立行走的动人场面，使近百个国家和地区代表叹为观止，拍手称绝。中外报刊竞相报道，朱明清神针绝技，蜚声海内外。使当时大部分人对针灸的认识停留在针刺麻醉及镇痛的基础上，更认识到针灸治疗中风偏瘫的神奇疗效。

　　我真正认识朱明清教授是在1989年9月，他应台湾红十字会总会徐亨会长和"中国医药大学"董事长陈立夫先生的联合邀请，作为中国大陆杰出人士访问，成为中国大陆医界人士访台第一人，并在"中国医药大学"附设医院学术演讲及示范治疗。当时由我及神经内科谢庆良主治医师亲自筛选住院偏瘫病患，经过针刺治疗，中风6天的急性患者，立即能够站立行走。其时《联合报》记者，特写一文"朱明清翩翩来访露一手，示范头皮针绝活，围观医师叹为

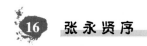

观止"。朱氏台湾之行十分成功，成为台湾新闻人物，被称为"朱明清旋风"。

朱明清著述甚丰，又勤于讲学及服务病患，最近将多年经验及心得，再写《朱氏头皮针医学实践丛书》，即将出版，分享于针灸学者及后学。

朱明清教授为上海中医学院针灸系首届毕业生（1964 年），至今 45 年从事针灸临床，遍及全球作针灸讲学，以特效头皮针疗法创出新疗效。特别是对脑源性疾病的及时救治，使病患早日康复，而突显针灸医学治疗危、急、重、瘫、痛症，疗效卓著的特点。

读到朱明清教授的初稿，乐为序言并推荐。

台湾"中国医药大学"教授暨副校长

张永贤

2009 年 3 月 17 日于台中

陆寿康序

朱明清教授早年毕业于上海中医学院针灸系，是我的同门师兄。当时的上海中医学院，拥有陆瘦燕、杨永璇、姚若琴、奚永江、裘沛然、吴绍德、李鼎、汤颂延、党波平等一大批现代著名针灸学家。在这些名师的培养和教导下，朱明清从大学门出来，就养成了立足临床、勇于创新的实践精神。而后又历经贵阳、浙江等中医院校的临床和教育实践，基本形成了以朱氏头皮针为主的独特治疗体系，具有精通中西医诊疗丰富的临床经验。因其成绩突出，于1987年上调至北京针灸骨伤学院。

1987年秋，在世界针灸学会联合会成立暨第一届世界针灸学术大会上，朱明清教授用他独有的头皮针法治疗急性期中风偏瘫患者，当场使患者站立、行走，从而轰动了全球。1988年夏，我应朱明清诚意邀请，赴浙江省金华在全国头皮针学习班讲学，同时也亲身领略了朱氏头皮针立竿见影的独特风采。而后我又参加了他主编的《中国头皮针》的编写，对他的医学思想有了进一步的深刻体会。1989年他应邀赴美，朱氏头皮针一时风靡东西方各国，为弘扬中国针灸学术作出了自己的贡献。

15年后，朱明清教授回国，特意途经北京，将他新编的《朱氏头皮针医学实践丛书》书稿和头穴图谱出示，并邀我为书作序。喜阅新编的《朱氏头皮针医学实践丛书》后，见书中不论在头皮针穴位分区体系和针刺手法上，还是在针灸医学理论基础和治疗病症范围等方面的内容，较以前出版的《朱氏头皮针》和《中国头皮针》

都有了全面的更新突破和充实完善，使朱氏头皮针的医学思想达到一个更高的水平。

朱氏头皮针是在著名针灸学家朱明清教授发明和倡导下，历经几十年，在不断实践、不断创新中逐步形成的现代针灸流派，在国际上具有重要影响。我认为其重要特点主要有以下几点：一是疗效显著，立竿见影，适应广泛，安全可靠，不仅能治疗慢性病，对危急重症及各科疑难病同样具有症状愈显、见效愈快的特点；二是有较强的可重复性，有一定中医针灸临床基本功的医师，只要遵照朱氏头皮针的方法去做，也可取得类似疗效；三是遵循中医学理和临床治法，灵活采用针刺、吐纳、导引结合，因人施治，因病变通；四是充分调动患者机体自身抗病能力和思想意念，激发其自身调控应激能力，做到医师与患者在诊疗过程中最大程度的思想交流和行为配合，也就是"医患相得"。

综上所述，《朱氏头皮针医学实践丛书》是针灸医师必读的重要临床参考书。故乐于题序，并向读者推荐。

中国针灸学会针法灸法分会副主任委员
北京中医药大学针灸学院教授、主任医师
陆寿康
2005 年 1 月 30 日于北京

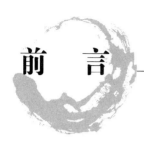

前　言

　　《朱氏头皮针》是笔者从事针灸临床45年的经验总结，初稿始于1984年底，作为举办浙江省头皮针学习班的教材。其后，不断通过实践加以补充和完善，于1987年完成了初稿，鉴于当时国家不允许个人署名出版而被搁置并易名为《中国头皮针》。

　　1987年秋，在世界针灸学会联合会成立暨第一届世界针灸学术大会上，笔者以头皮针治疗急性期中风偏瘫患者，使患者当场站立、行走，从而轰动了全球。1989年初，应邀赴东京和西雅图讲学。同年9月5日，应台湾红十字会总会会长徐亨先生，台中"中国医药学院"董事长陈立夫先生的邀请，以海峡两岸40年来首位杰出医学人士身份访问中国台湾。在台中市"中国医药学院"示范，治疗急性脑梗死6天的中风偏瘫患者，同样成功让患者当场站立并步下讲台。其后，受邀赴美国、日本、中国香港、中国台湾、新加坡、菲律宾等国家和地区讲学与治病，使朱氏头皮针疗法在海内外造成很大影响，被日本针灸界誉为针灸医学的第二次革命，在中国台湾被称为朱明清旋风。

　　这时期，《朱氏头皮针》在日本、中国香港、中国台湾同时出版了中、英、日3个版本，书中首次以不同学派形式介绍了国内从事头皮针治疗的代表人物，从而奠定了中国头皮针在国际医学界的学术地位。20世纪90年代初，前被搁置的《中国头皮针》一书，亦由广东科技出版社出版。

　　鉴于初版之《朱氏头皮针》和《中国头皮针》，一则其内容是以"头皮针国际标准化方案"为主要施治部位，二则成书时期正是笔者从应用体针为主，逐步过渡到以应用头皮针为重点的转化过程，可以说，许多经验尚未完全成熟。匆匆出版，实为时势所迫。今日回首，大有愧歉之情。

此后，经多年的临床探索，自觉对针灸医学理论和头皮针医学实践，有了更新的体会和突破，故重新总结为《朱氏头皮针医学实践丛书》，将本人近50年的针灸临床体验，融会其中，期与同道分享，以偿前歉。

众所周知，针灸医学是人类医学的重要组成部分，这是因为临床疗效是针灸医学的灵魂，更是朱氏头皮针的灵魂。本书所介绍的内容，基本上都经过临床实践检验。亦希望各位爱好针灸医学，并有志弘扬中国针灸医学的同道，能通过自己的实践再检验，予以传播光大，造福人群。

《朱氏头皮针医学实践丛书》分为《基础学分册》、《临床治疗学分册》、《朱氏头皮针治疗区定位彩色图谱》三部分。

《基础学分册》介绍朱氏头皮针特点，治疗区定位、功能、主治，操作手法及特殊技巧、导引吐纳在头皮针临床实践中的作用，以及朱氏头皮针的理论基础和机制探讨。在临床运用方面，尤其对危、急、重症的治疗，要求达到"针到、意到、气到、导引到、效果到"的"五到"目的。改变人们误以为针灸只能治慢性病的局面，使之恢复到自《灵枢》、《针灸甲乙经》、《千金方》、《针灸大成》乃至清初，针灸一直是治疗急性病症的主要医疗手段。"一针、二灸、三用药"是当时名医济世救人的座右铭。

《临床治疗学分册》包括：急诊治疗，脏腑证候与疾病治疗，神经、精神与心身疾病治疗，专题病例介绍。

1. 急诊治疗　主要介绍朱氏头皮针、体针及其他微刺疗法，在急诊临床应用的基本知识和操作方法。着重介绍临床常见急诊症状、急性疾病的针灸医学紧急处理。包括：昏迷、休克、抽搐、眩晕、急性疼痛、急性瘫痪、急性血证、精神失常等急症，以及发热、哮喘、心悸、黄疸、二便异常、过敏反应、眼科急症、耳和咽喉科急症、中毒及触电，产力异常和无痛分娩等内、外、妇、儿及五官科常见急症处理。最后附带介绍针刺麻醉技术。

2. 脏腑证候与疾病治疗　以人为本，从整体观出发。针对症状、症候群与疾病的关联，由宏观到微观，由局部到整体，进行既有区别又有联系，兼顾全面的症-证-病的鉴别与诊断。

在治疗上，以症带证，以证带病。随症配穴，见证选法，治病导引。这是朱氏头皮针医学实践的重要环节，缺一不可。

3. 神经、精神与心身疾病治疗　以朱氏头皮针为主要医疗手段，专门针对神经精神系统症状与疾病的治疗。鉴于目前对神经精神系统疾病"易诊断、难治疗"的普遍看法，令很多医师不愿从事神经内科工作。笔者通过临床实践，证明"朱氏头皮针"配合导引手法，治疗神经系统病症有一定效果。笔者希望为神经精神科病症的治疗，提供多一项医疗手段，给患者多一点希望。

如前所述，为弥补《朱氏头皮针》一书的不足，笔者自20世纪90年代，开始收集、积累资料，逐步修改，增补内容，并反复通过临床验证，至今逾廿年方完稿。其中部分内容，曾多次作为研习班讲稿，如"脑与脏腑的关系"、"导引与朱氏头皮针的关系"、"五到"的治疗宗旨等概念，均受到学员和不少患者的启示与影响。

故本书仅供有兴趣学习、研究、应用朱氏头皮针的同仁，爱好者参考。不足与疏漏之处，在所难免，敬请教正。

朱明清谨识

2013 年春

目 录

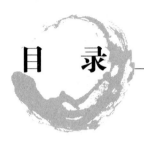

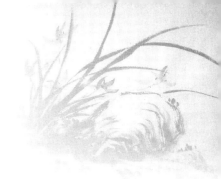

第一章

概　述

第一节　头皮针的起源与发展

朱氏头皮针是以头部发际内的特定治疗区，进行皮下透刺，同时运用特殊的操作手法，配合以意领气、带气运针和导引吐纳等辅助方法，而达到预防、养生、医疗、康复于一体的全科医学。

头皮针的起源，应追溯到针灸医学的起始时代。最早的记载有扁鹊用三阳五会（即百会穴）救治虢太子尸厥。明代《针灸大成·玉龙歌》记述："中风不语最难医，发际顶门穴要知，更向百会明补泻，实时苏醒免灾危……若是头风并眼痛，上星穴内刺无偏。头风呕吐眼昏花，穴取神庭始不差。偏正头风痛难医，丝竹金针亦可施，沿皮向后透率谷，一针二穴世间稀。"《针灸聚英·玉龙赋》记述："原夫卒暴中风，顶门、百会，头风鼻渊，上星可用。"《百症赋》记述："囟会连于玉枕，头风疗以金针。悬颅、颔厌之中，偏头痛止，强间、丰隆之际，头痛难禁。原夫面肿虚浮，须仗水沟、前顶。"可见，很多中医典籍早已记录了头部腧穴的应用。

但头皮针成为一种专门疗法，始于20世纪50年代初期。1953年10月由浙江黄学龙编写的《针灸新疗法与生理作用》，其中介绍到人体头部与大脑皮质的关系。这是一部以基础理论为主的数据，并未涉及临床应用。直至1958年，针刺麻醉的研究工作起步，同时，头皮针的临床应用也由陕西方云鹏医师开始。至1967年，全国掀起了"一根针，一把草"和培养"赤脚医生"、"红医兵"的"新针疗法与新医疗法"运动，自此之后，各种针法相继产生。其中，以新针、耳针、鼻针、埋线、电针和穴位注射等疗法最为普遍。

当时从事上述各种针灸疗法者，除了部分在"文化大革命"以前已是临床的专业人员外，大部分都是新医疗法培训出来的，致使中国针灸医学成了脱离中国正统医学理论的无源之水、无根之木，整个针灸医学的发展受到一定影响。我曾著文《呼吁书——为祖国医药宝贵遗产之一：针灸呼救！》发表于1981年1月18日《中国健康报》："'一根针、一把草'把针灸疗法推向了全民普及的高潮，同时也大大削减了针灸医学的理论性、技术性、科学性。把针灸医学贬低为一味甘草、一片阿司匹林的止痛剂，轻巧容易。当时，许多医院把年老、体弱的护理人员安排到针灸科工作，针灸科成了待退休的过渡科室。"

头针或称头皮针，就是在这样的环境下产生的。由于研究者的医学背景不一，理论基础不同，而形成多个学派。有些选用头部经络腧穴为重点，以经络学说为指导和解说机制；有些以大脑皮质功能投影区为依据。最先被编入全国中医学院统一教材的头针疗法，是得力于当时中国中医研究院（现中国中医科学院）行政领导的支持，并获得陈克彦等赴山西协助总结、整理而成的。严格来说，头针、头皮针、头穴透刺和"头穴国际标准方案"，都不是哪一个人发明创造的，而是在前人经验积累的基础上，以脑、神经、经络和脏腑等理论指导下的集体智慧结晶。

笔者自1965年起，一直担任刺灸法的教学、临床和研究工作。凡涉及的各种古典针法与刺法，以及与针灸相关的各种疗法，均须通过自己临床实践后，才能更好地传授学生。1965年初，我参加了贵州省首批巡回医疗队，下乡半年，返回后又被省调去编写"半农半医教材"，直至"文革"开始。此段时期对我来说，不但是一个实践机会，亦是一个大好的学习机会。1966年"文革"开始不久，我被打成"反动学术权威"，初起停职，继而边受审查、边看病，反而成全我更全面涉猎针灸医学，从传统体针到微针，从电针、水针到各种针刺手法，从慢性病到各科急症，从一般止痛到针刺麻醉。1967年下半年起，我组织成立"六二六医疗小分队"，推广新针疗法，并开始于临床广泛运用新针、耳针、面针、鼻针及埋线、结扎等疗法。至1969年7月起，在贵州多个医院单位开展针刺麻醉工作，应用体针、头穴透刺、鼻穴注射、耳穴注射及耳根麻醉，均取得一定疗效。但我真正对头皮针感兴趣，是受上海汤颂延老师的影响。1972年6月，汤老师到贵州巡回医疗，我请他到贵阳见面，谈起针灸问题时，他告诉我，在农村有一妇人因心功能不全，出现意识障碍。当时无药物，离县城又远，无法送院，唯有用针刺抢救。他用两个穴位（百会、神庭），捻转结合提插手法，运针20分钟后，患者神志清醒，心率整齐，令他感到惊奇。他嘱我对头部腧穴多加研究运用，并说他正在整理头穴应用的一些数据。我是当时国内培养的首届针灸专业毕业生，在学校所学的是以中医古典理论为主要基础的，得益于陆瘦燕、杨永璇、裘沛然、吴绍德、汤颂延、李鼎、华延龄等前辈老师亲自授课和临床带教，为我打下坚实的传统针灸理论与临床基本功，经络学说和古典针法操作都深深印在脑海。当汤老师要我专注头穴应用后，临床上我就改以头部经穴透刺为主，并逐渐将《黄帝内经》刺法、《金针赋》手法等，运用到头穴透刺中。当时我把它命名为"头穴透刺疗法"。1975 年我到上海去拜会汤老师，他告诉我《汤氏头针》已完稿，等出版后会送我一本，同时还告诉我在头针治疗中发现一个区域，具有明显的镇静作用，他把它定为"静区"。可惜不久获知汤老师仙逝，其书稿亦被他焚毁，实令人惋惜！

1984 年秋，我应邀出席在云南昆明召开的"全国头穴、耳穴制定国际标准方案讨论会"。陈克彦医师（中国中医研究院针法研究室主任、全国头皮针协作组组长）在王雪苔教授（中国中医研究院副院长）的协助下，提出集各派之长为统一方案。会议中虽然发生很多争论，但最终通过了由我通宵执笔书写的会议纪要，将 14 条标准治疗线正式定为《头皮针穴名国际标准化方案》。该方案初稿仅有"定位"标准，但呼吁各家代表回去后继续进行探索，以各人的临床经验与之对比及补充，务使此方案更完善。

我自昆明返回杭州后，为了验证标准方案的实效性，开始纯粹用头皮针治疗多种急慢性疾病，皆取得满意疗效。于 1984 年 12 月举办浙江省首届头皮针学习班，以介绍标准方案为主。1987 年我在《江苏中医杂志》发文报道"头皮针穴名国际标准化方案"时，就结合了个人经验，增添了"主治"与"操作手法"两项内容。后来在《中国头皮针》一书中再增加了"功用"一项，并对头皮针学术流派作了首次简要介绍。

从标准方案发展到别具风格的朱氏头皮针，是有一个过程的。有一天，我到一名脑出血 15 天的患者家中应诊，因房间非常狭小，难以在床上从卧位施治。于是将患者扶坐在床边，倚靠在学生助手身上，进行头穴透刺。10 分钟左右，学生因体位不适而转换位置。这时候，我们发觉患者原先歪倒的身体，在失去依靠的情况下，居然自己坐正了。我很惊奇，便叫学生一起扶患者站起来试试。刚开始是完全倚靠在我们身上，但过了几分钟，患者可以用右手扶住床边的柜子站住了，而且有想走路的冲动。在一手扶柜，另一侧被保护下，患者竟然步行了十几步。经过 3 次治疗，患者就能自己到医院复诊。这个经验给我启发甚大。自此之后，对中风患者的治疗，我都会配合运动。其后我翻阅了一些资料，并根据"导气令和，引体令柔"的原理，渐渐将头皮针与导引密切结合而应用至今。

以后，在国内各地多次举办头皮针学习班，带领学员现场示范治疗各科急慢性患者，皆要求现场见效。由于有立竿见影的效果，很快就引起了媒体的注意，浙江省电视台、杭州电台和上海电视台均作专题新闻报道。使我感到欣慰和高兴的是，很多当时的学员，在我出国之后，均成为当地乃至全国的知名头皮针专家，有的还著书立说，为传布头皮针的广泛应用，起到了很好的促进作用。

第二节 朱氏头皮针的特点

朱氏头皮针有别于其他流派，其特点主要体现在以下几方面：

一、理论特点

朱氏头皮针疗法是以中医学理论为指导核心，从定位到治疗都贯穿着阴阳五行、脏腑气血及经络学说，同时又融汇了西医学的理论，结合解剖、生理、生化、病理及生物全息理论等医学知识。特别是，朱氏头皮针疗法非常注重神经系统与五脏功能之间的密切关系。它跟单纯以大脑皮质功能定位在体表投影的头针疗法，以及其他头皮针流派，从理论到实践都有极大的不同。

二、定位特点

朱氏头皮针治疗区定位，是以百会穴为中点，头部督脉为中线，从前发际起，至后发际上 2 寸之枕骨粗隆下缘，前后两端均距百会穴 5 寸，两侧以足太阳膀胱经为界，像一个长方形的治疗面。治疗面又分成一些治疗区。它把立体的躯干、四肢、脏腑形象化地压缩在不同的平面面积上，所以每个治疗区都对应一个或多个身体部位，可以有多重的功能与主治。治疗区又与经络有密切关系，有阴阳气血的属性：百会之前为阴，之后为阳；督脉之左，主气，属阳；督脉之右，主血，属阴。头为诸阳之会，任、督二脉环体一周，与脑相通。通过治疗区可以维持人的内外、左右、前后、上下的整体阴阳平衡，并强化躯体与中枢神经的关系。

三、操作特点

1. 针具　朱氏头皮针应用特制的幼细毫针，在头皮帽状腱膜层下透刺，绝不会损伤骨膜和颅骨，更不可能伤及颅内脑组织，是极为安全的一种医疗措施。

2. 操作　在《黄帝内经》刺法的基础上，结合传统复式补泻手法，研创出以提插为主的"抽气手法"和"进气手法"，施行"带气行针"、"以意导气"、"留针守气"。操作运用内力而又轻柔。并配合独特的刺法和导引吐纳，达到调整阴阳、疏通经络、扶正祛邪之目的。治疗时无须采用特殊体位，坐、卧、站皆可。针后更可以随意活动，故不受环境、时间或场所的限制。

无论从针具与操作考虑，朱氏头皮针较其他疗法更为安全、无痛及方便，易被术者与患者接受。在危急的情况下更凸显了它的优点，可为挽救患者生命赢得宝贵时间。

四、治疗特点

1. 明确诊断 注重整体，从宏观辨证和微观辨病上作明确诊断，强调症、证、病三者综合考虑，是朱氏头皮针疗法的先决条件。

2. 治疗要求"五到" 在治疗过程中，其特点充分体现在两方面：其一为运用独特的针法与刺法；其二是密切配合导引康复医疗手段。针刺要突出"以静带动，用意导气"，而导引康复则着重"以动带静，用意引体"。其静在脑，摒杂念，冥思维，修心导气至病所；其动在体，行血气，舒脏腑，笃意柔肢消痛楚。动静相合，阴阳相辅，能迅速达到"五到"之目的，即"针到，意到，气到，导引到，效果到"。因此，朱氏头皮针疗法常有立竿见影的效果，且有症状愈显、见效愈快的特点。从而改变针灸只能治疗慢性病的局面，把治疗范围扩大到危、急、重症及各科疑难疾病。

3. 治病求本，注重病因 导致人类发病的因素是多方面的，可由外感六淫，内伤七情，以及饮食、劳倦，跌打损伤，天灾人祸等引起。疾病的外因是条件，内因是根本。外因病身形，内因病心神。病心神者，五志、六欲、七情不遂也，起于瞬间而无形，是气之为患。久不解者，及病形也，五脏六腑，五官七窍，体肤肢节，无处不侵也。若初病在形，急起令心神不宁，久则忧郁、焦虑、烦躁、恐惧，诸此亦影响心神矣。今之谓"情志病"、"心身疾病"。故治病求本，宜先调情志、理诸气、宁心神。其次方治诸形之病症，可针灸，可导引，可药膳，百法施理，何愁顽疾不瘳也！

4. 治疗效用多面 针灸治病以调气为主，朱氏头皮针尤擅于调气。它具有消炎抑菌、镇痛、止血、改善血循环，调节神经体液和内分泌功能的作用，即所谓"疏通经络，调和营卫，协理脏腑，平衡阴阳"。既可以扶正祛邪以"治已病"，也可以增强机体免疫以"治未病"。由于朱氏头皮针刺激轻微，对机体极少损伤，无毒副作用，可配合其他疗法同时使用，起到协同作用。在与药物同时使用时，一方面能提高药物原有效应，另一方面可降低该药物的使用剂量和毒副作用。

第三节 朱氏头皮针临床疗效机制初探

朱氏头皮针不但见效快，且能治疗很多奇难杂症。以下，试图从不同方面探索它的机制。到目前为止，这些想法只是笔者的假说，仍有待科学研究去证实，仅供参考。

一、经络作用

朱氏头皮针是在经络学说的基础上发展起来的。《黄帝内经》云："经脉者，所以决死生，处百病，调虚实，不可不通。"在头部进行治疗，是因为"五脏六腑之精气皆上注于头"，"头为诸阳之会"，所有阳经皆上达巅顶，汇聚百会。且足厥阴肝经上达巅顶，足少阴肾经上连舌本。任、督二脉环体一周亦交会于头面。兼之"脑为髓海"，"头气有街"及十二皮部、标本、根结学说等，皆支持头皮针治疗的经络效应。可见，头穴治疗区之治疗作用，是通过头部经络的连属关系通达全身，从而达到外治肢体（皮、肉、筋、脉、骨）、内治脏腑（心、肝、脾、肺、肾及小肠、胆、胃、大肠、膀胱、三焦，还有脑、髓、女子胞等）的效果。

二、手法与导气的作用

朱氏头皮针的迅速疗效，跟它的手法与导引有密切的关系。手法和导引的目的是导气，使气至病所。朱氏头皮针采用的"进气法"和"抽气法"，是在传统补泻手法"烧山火"与"透天凉"的基础上，结合"抽添法"而成。它有别于一般的提插手法，特点是：术者用意念将全身之气集于运针的手指端，再根据治疗需要，随着针体抽提与进按，用意念将邪气外提，或将正气内送，此谓带气运针。要求力度大，幅度小的重复动作。犹如将一块石头投向水面，使之呈跳跃式向前移动而产生波浪，如水波涟漪缓缓扩散渐远、渐深。此水波弥散运动，含有一定能量。该能量之大小，可通过针刺的深度、角度，手法的轻重、缓急及刺激的时间进行调节。

导引的作用，在于调整经气的运行，犹如影响水波的前进方向。换言之，波浪并不是向每一个方向同等扩散。导引让我们有针对性、选择性地把波浪指引到治疗的靶点。

三、生物电磁波效应

我们知道，自然界一切生物体都是一个完整的整体。对于人体来说，需要时刻维持人体内部的"协同功能"与"拮抗功能"的正常进行，才能保证人体与自然环境相协调统一。这就是中医学的"天人合一"、"阴阳"、"五行"、"脏腑"、"气血"、"经络"等基础理论的核心。如：肺主气，脾为气血生化之源，肝主疏泄，肾为温熙阳气，心赖营气推动血脉运行。同为"气"用，却需五脏协同作功，才能完成正常生理功能。但是，五脏自身和相互之间的正常功能活动，却需要坚决维持在一定的"相对平衡"之中。不能有所偏废与失调。

若一旦失调，便可出现相应组织的平衡失控，而产生各种症状。通常采用药物治疗的效应，是单向调节，不但见效缓慢，且有一定毒副作用。

唯有针刺治疗的作用是双向的和往复的调节，无论是兴奋还是抑制，是增生还是不足，皆能使其回归正常。在针刺与导引的协同作用下，其调节效应更佳。

　　针刺首先造成机体局部损伤，而产生生物损伤电流，同时对生物磁场亦会造成影响。若在上述基础上再加上适当的，而又有规律的"带气运针"以加强周期性的反复刺激，可促使局部的生物损伤电流和磁场发生震荡与运动，而形成一种蔓延与扩散的电波或磁波，通常合称为生物电磁波，并可沿一定途径向远方传播。同样，针刺时由于针身，在人体上下抽提运动，而可能对人体局部和整体组织，产生超声、光与离子通道的微小改变，形成不同的扩散和传播。并随着导引的协同作用，更加大其透过经络系统，或谓生物信道等相关通路，向身体其他部位传播，激发机体产生相应物质：主要是内分泌素和神经递质，以供应急（激）需要。头皮针加导引就是充分作用于生物通道的有形通路和无形通路，而达到医疗与康复效应的目的。

　　其传播与扩散的作用途径，从宏观认识是"经络通道"，而微观认识则是"生物通道"。

　　应该包括：神经传导，内分泌传导，酶、电解质等体液传导，生物磁场、生物电场及生物电磁波传导等可视与不可视的途径。最新研究发现，上述不可视的传导通路可属于超声信道、量子光学信道、离子信道等生物信道。中医学则将其完全归纳在经络系统的传导范畴。可见经络系统的实质包含近代人类医学、生物物理、生物化学所研究的科技成果。

四、板块效应

　　颅骨由顶骨、额骨、颞骨及枕骨等组成，通过人字缝、冠状缝与矢状缝，由致密的结缔组织予以结合，形成不同位置的板块。这3个结合缝隙下面有板障静脉，还有部分神经、血管，也透过缝隙，穿透颅骨而广泛分布在头皮组织内，就如同地球板块一样。地球板块连接处是地球表面最薄弱的部位。地震、火山爆发等自然灾害，大都是沿着地球板块处发生的。朱氏头皮针治疗区的定位，是以督脉为中线。督脉在头部沿着矢状缝循行，因此对督脉的刺激可以透过矢状缝，板障静脉，硬脑膜，蛛网膜，蛛网膜下腔，脑脊液，软脑膜，而达到颅脑深部，可直接影响大脑皮质等脑组织与脑细胞代谢。如上所述，进气法和抽气法以小幅度反复上下震动，所造成的生物电磁波，像水纹一样持续蔓延向外扩散，透过矢状缝，由表及里，由近及远，而产生治疗效应。

　　特别是囟会部位，是矢状缝与冠状缝的交界处。这是颅骨缝隙闭合最晚，也是最薄弱的部位。下面是两个大脑半球的交接以及额叶与顶叶交会处，再向下是额叶的内侧面，其深处为脑垂体与边缘系统。它直接对应朱氏头皮针上焦治疗区。在该区进行头皮针治疗，可以影响到大脑皮质的生理功能，尤其是额叶和脑垂体的功能，对人体的运动、感觉、情志及内脏功能等，都会产生一定的调整作用。

　　道家认为，人有上、中、下3个丹田。上丹田在印堂直向后与百会直向下处，即相当于松果体的位置。它位于矢状缝的下层，正当两侧大脑半球的内侧中间。所以，从板块学说的角度说，在"下焦区"与"巅顶会阴足踝区"进行头皮针治疗，可透过矢状缝影响上丹田的养生功能，并且可以调节松果体、大脑皮质和深部脑细胞的代谢功能，增强人体免疫能力。

五、神经、体液、激素效应

神经体液是人体很重要的控制系统。朱氏头皮针对神经体液的刺激，启动了人体的回馈调节系统。其中包括体温的调节、水分的调节、血氧的调节、血糖的调节及内分泌激素的调节等，从而使人体恢复动态平衡，也就是达到了治疗的效果。

维持人体平衡不外乎"兴奋"和"抑制"两法。人体许多疾病，都是由于各类激素受不同因素影响，产生兴奋或抑制的变化而引起。哪怕是一瞬间极其微量的改变，都足以诱发一连串体内的变化。朱氏头皮针之所以能产生迅速的临床效果，其作用机制应该与调整激素的分泌有关。通过刺激头部治疗区，产生兴奋或抑制作用，因而影响丘脑、下丘脑及垂体等内分泌系统的活动而趋向平衡（图1-1）。

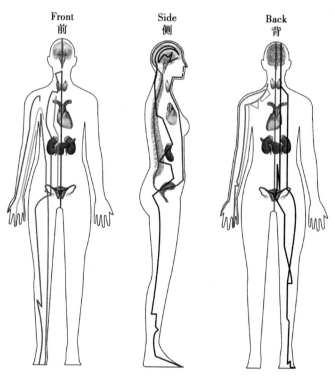

图1-1　经络与内分泌系统关系示意图

很多由化学物质合成的激素，与机体自身所分泌的成分不尽相同，剂量控制也不易，且受血脑屏障的影响。因此人工合成的激素使用到患者身上后，可能效应不能完全发挥，还会产生各种毒副作用。而针灸则是一种良性刺激，主要是激发机体自身调节功能，根据具体情况给予兴奋或抑制的调整。不但没有毒副作用，反而有双相调节的平衡作用。其调节通路应该是一种"经络现象"，是透过机体自身调整的一种个体反应（图1-2）。

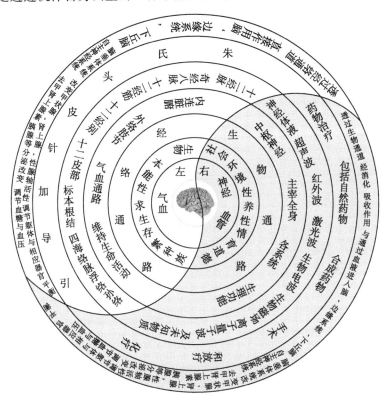

图1-2　朱氏头皮针与经络及生物通路关系示意图

六、头皮区全息胚理论

生物全息论指出："全息胚中的某一个与整体相对应的部位，其生物学特性相似。"笔者通过临床实践，摸索出头皮的有发部位与身体其他部位有对应的关系，因此可以视为一个全息胚。针刺某一个治疗区的时候，其相对应的部位立即产生反应，有些患者能将反应的自我感觉详细地叙述出来。

其实生物全息概念在《黄帝内经》时代已经产生。《灵枢·五色》有详细记载："黄帝曰：庭者，首面也。阙上者，咽喉也。阙中者，肺也。下极者，心也。直下者，肝也。肝左者，胆也。下者，脾也。方上者，胃也。中央者，大肠也。挟大肠者，肾也。当肾者，脐也。面王以上者，小肠也。面王以下者，膀胱子处也。颧者，肩也。颧后者，肾也。臂下者，手也。目内眦上者，膺乳也。挟绳而上者，背也。循颊车以下者，股也。中央者，膝也。膝以下者，胫也。当胫以下者，足也。巨分者，股里也。巨屈者，膝膑也。此五脏六腑肢节之部也。"可见，今天的鼻针、面针治疗区，就是根据以上《黄帝内经》的记载而定位的。近几十年发展出来的耳针、舌针、鼻针、头针、腹针、足针等，亦都是利用生物全息规律来定位与治疗疾病的。

七、心理效应

西方医学把人的形体与精神断然分开为两个没有关联的部分，将肉体方面与精神方面的疾病严格分科。在追求科学的逻辑性、客观性的时候，西方医学忽略了情志对人体健康与疾病所产生的影响，以及心理效应在治疗疾病中所起的作用。很多西医对所谓安慰剂（Placebo）效应是存有鄙视的态度。恰恰相反，朱氏头皮针非常强调心理效应的临床应用。笔者认为：恐惧与镇静、兴奋与抑制、意念与导引等都是情绪、心理、精神的因素。这些因素可以在瞬间改变人体内的荷尔蒙、酶体和神经介质的分泌，以及交感、副交感神经的兴奋和抑制等，对肉体的影响不可谓不大。正面的意念会产生良好的物质改变，负面的则相反。很多人都会经验过，恐惧的时候会忽然感觉无力瘫痪，兴奋的时候却能发挥意料之外的力量，忧郁的时候疾病会加重等。所以，要治愈疾病，必须给予患者信心与希望。正如《素问·汤液醪醴论》曰："针石，道也。精神不进，志意不治，故病不可愈。"

《灵枢·本神》曰："凡刺之法，先必本于神……怵惕思虑者则伤神，神伤则恐惧流淫而不止。因悲哀动中者，竭绝而失生。喜乐者，神惮散而不藏。愁忧者，气闭塞而不行。盛怒者，迷惑而不治。恐惧者，神荡惮而不收。"相对其他的治疗模式，朱氏头皮针尤其注重"治病先治神"，要求医患之间的高度配合。一边治疗，一边导引，使患者从被动的位置，转变为主动位置。治病首先要激发患者求愈的主动性，并令患者意念专注。这是朱氏头皮针强调心理效应，取得效果的一个重要原因。

以上论述，是为将来进一步研究朱氏头皮针的作用机制提供一些思路和方向。

第四节　朱氏头皮针的适用范围

临床实践证明，朱氏头皮针的疗效显著，而且应用范围广泛。危、急、重症，疑难杂症，以至妇、儿、内、外、骨伤诸科，皆为其适用范围，都能取得一定效果。

最能突出朱氏头皮针疗效的适应证有：

1. 危急重症　急性中风、外伤性或感染性的急性瘫痪如脊髓损伤、脊髓炎、脑创伤、昏迷、吉兰-巴雷综合征等。

2. 神经系统疾病　中枢和外周神经病变，以及自主神经功能失调，所引起的运动、感觉、意识障碍，如多发性硬化、癫痫、帕金森病、眩晕等。

3. 精神与智能障碍　焦虑、忧郁、狂躁、精神分裂症、自闭症、多动症、大脑发育不全、痴呆等。

4. 痛症　剧烈的急慢性疼痛，包括神经痛、软组织疼痛，情志或不明原因引起的所有疼痛，如偏头痛、三叉神经痛、复杂区域疼痛综合征、颈痛、背痛、腰痛、四肢痛、全身痛等。

5. 心身疾病　情志因素所引起的内分泌紊乱、内脏功能失调和自身免疫疾病，如甲状腺功能亢进或低下、胃炎、肠道刺激综合征、溃疡性肠炎、围绝经期综合征等。

第五节　朱氏头皮针的未来前景

地球村进入了21世纪，虽然科技日趋发达，但随着环境的污染，生活节奏与饮食习惯的改变，人类其实面对更多的医学难题：老年病人口的增加，小儿自闭症的直线上升，慢性疾病的年轻化，病毒细菌的抗药性，日益增多的不治之症（如肌萎缩性侧索硬化症）等。对此，朱氏头皮针向世界提供一种独特的医疗方法。由于它安全，操作方便，无毒副作用，适用范围广，而且疗效高，可重复性强，可以为人类健康带来一点新希望。

朱氏头皮针的优势在于：

（一）善医危重急，尤疗瘫与痛

针刺术以治疗危、急、重、痛症为其擅长，自古以来多有记载。笔者自1963年在上海曙光医院实习跟随杨永璇老师时，已运用针灸治疗急性中风患者。杨师其时已是中国针灸界的佼佼者，用针灸医治急性中风更是此中的凤毛麟角。笔者受用至今，实拜杨师当年之教。自此，笔者常以针灸医治急症，每每针到病缓，尤其头皮针更是立竿见影。根据多年探索，体会到头皮针具有症状越明显，见效越快；发病时间越短，疗效越佳；治疗越早，效果越完全，后遗症越少的特点。我们推荐用朱氏头皮针治疗一切急性病。

如梗死性脑中风，若能在发病当时至2天内，进行头皮针治疗，甚少会有后遗症；3天后至7天内，进行头皮针治疗，会留有一定后遗症，但不严重，一般可生活自理；发病 1 个月后，方进行头皮针治疗，则后遗症会较严重，生活自理较难，需要依赖家人不同程度的照顾。虽然预后与损伤部位亦有关，但总体如此。出血性脑中风，若能迅速予以十宣放血，加上头皮针治疗，常可为挽救患者生命赢得时间，并减轻后遗症。对颈 5 以下的脊髓损伤，在急性期间不超过 2 个月内，应用头皮针治疗，多数患者可在半年内恢复大小便功能；1 年至 1 年半内，可以扶拐行走。

可见，治疗时间是决定病症预后的关键。其他危急重症，如神经系统疾病常见的昏迷、癫痫、急性脊髓炎、痉挛、小儿惊厥，还有突发性精神情志病症和各种急性痛证，若能争取在第一时间内，应用朱氏头皮针治疗，都能使病症得到及时缓解与改善。尤其在医疗条件较差的地区或远离医院的各种发病现场，常可通过针刺急救使病情获得好转，为进一步救治赢得宝贵的时间。

朱氏头皮针对危急重症有效的原因：

1. 人类具有强大的求生本能，即使处在神志丧失的情况下，其潜意识仍然有求生的欲望，机体会发挥最大的潜在能力，调控自身内环境。故及时采用朱氏头皮针及其他刺激治疗，可以充分激发机体求生存与抗病痛的本能。

2. 朱氏头皮针疗法还能通过经络的传递作用，达到疏导气机，改善损伤部位和整体的血容量、流量和流速；并且进行双相调节，一方面使血压趋向正常，另一方面改变血管壁的通透性，同时起到活血和止血作用，迅速消除损伤部位的水肿，改善损伤部位的血氧供给，缓解组织变性、坏死，防止不可逆的伤害。如急性梗死性中风，脑水肿在早期的 3～72 小时内形成，若即时用朱氏头皮针治疗，可防止和减少脑水肿，缩小周边半暗带的范围，因而明显减轻后遗症的发生。至于出血性中风，只要操作方法得当，朱氏头皮针可在极短时间内，促使人体自身凝血机制的加强，达到止血效应，降低脑压，并防止脑水肿的加重，避免瘀血和水湿凝滞所导致的不可逆伤害。至于对其他各科急危重症，在病变初期，机体组织皆可发生炎症、疼痛、水肿，稍后会进一步发生变性、坏死。若到时方进行治疗，则事倍功半，甚则劳而无功，纵然采用多种医疗措施，亦难奏效，岂非悔之不及。故早期运用针刺与头皮针治疗，比中、晚期应用要好。

3. 神经系统的疾病，尤其是中枢性的，大多是复杂而难治的。目前大部分药物都很难逾越血脑屏障。但朱氏头皮针的作用靶点是直接针对人体自身抗病能力进行调控，而且是双相调控，根本不涉及血脑屏障的问题。因此，朱氏头皮针加上适当的导引，往往能产生奇效，有时甚至令人难以置信。

因此，用针刺治疗急症，尤其用朱氏头皮针，不但能很快缓解病症，且能缩短病程，减轻个人、家庭、社会与国家的负担。它又安全可靠，无任何毒副作用，即使与其他医疗措施合并应用，非但无不良反应，更起到协同效应，提高临床效果。遇到需要急诊手术的患者，在术前先行针刺治疗，可以稳定情绪，又可减轻等待手术时的病痛，还能减轻麻醉用药剂量而提高镇痛效应，降低因麻醉用药过量的危险性。同时，亦能减少手术进程中的出血量，并促进术后的功能恢复。对于腹部手术，可以降低内脏粘连的形成。

（二）开发脑智力，益寿与延年

精、气、神、意是人之至宝，是大脑智、情、意的源泉与根本，是五脏之神（神、魂、魄、志、意）所系。五神合体乃为人，五神离体则为尸。五神属脑，藏于五脏，脑脏合一乃经脉相系也。

要开发脑的智力及保持健康长寿，首要条件是精、气、神充足。朱氏头皮针之善于调气血，实赖诸经皆聚于头，通于脑。故取"上焦区"、"下焦区"可益心肾；"头面区"可使神归舍，以宁神守志；"巅顶会阴足踝区"有平肝、柔肝、养肝、滋肾、益肾和升提阳气之功。因此，朱氏头皮针可以改善和补充大脑的精、气、神、意。

自"上焦区"与"巅顶会阴足踝区"向下，透过颅骨至脑的深部，分别是垂体与松果体的位置。故从微观的角度看，朱氏头皮针可保障垂体和松果体功能正常，调节大脑皮质以及全身的生理功能活动，对改善和延缓机体老化起到积极的作用。

凡发热、外伤、炎症、感染、中毒、出血、缺血、缺氧以及高度情志刺激等多种因素，均可引起大脑受损，导致大脑发育不全、大脑功能活动障碍、脑组织变性、萎缩、坏死、空洞等，因而产生癫痫、智能障碍、肢体瘫痪、语言及发育弛缓、小儿脑瘫、自闭症、多动症、唐氏综合征、精神分裂症、忧郁症、焦虑症、惊恐症、躁狂症、疑病症、癔症、厌食症、睡眠障碍、痴呆症、失忆症等。中医学将之归纳为心肝肾三脏受损，延及肺脾，实为五脏同病，只是轻重不一，重点不同，但都属于朱氏头皮针的治疗范围。因为，针刺可以宁心神、养肝血、补肾精、健脾运、益肺气，协调五脏之阴阳气血之平衡。从微观的角度，针刺的作用是消炎、抑菌、镇痛、止血、改善脑部血管的血容量、流量、流速，维持正常脑压和血压，保证脑组织正常活动的血氧供给，以减轻脑组织的损伤、变性、坏死、萎缩与退化，而达到大脑功能康复和健全发育之目的。

（三）重视调情志，病从浅中医

百病千症无不因"心念"而起，故有"起念在心"之说。心者君主之官，神明之府，心脑相通，五神所藏，盖神者气之化也。七情六欲为心神所主，过极与不足，皆能耗气伤神，则诸恙纷起而为气病。《素问·举痛论》："百病皆生于气。"生于气者，包括气郁、气滞、气逆、气乱、气耗、气虚，乃无形之病，病为初浅也，属功能性之失调。此时病症以自我感觉不佳或功能活动受限为主，而各项检查数据均无异常。然日久则渐成有形器质之病。朱氏头皮针提倡病从浅中医，采用针灸以调气通经，疗疾于早期，治病于无形。而气病多因五志、六欲、七情之过极，故施针之同时，无不疏导患者情绪，此治疗重点之一也。情结一解，病半愈矣。

人的衰老可分为心理衰老和生理衰老，而以前者更重要。心理一衰老，生理衰老即跟踪而至。心理的不健康是产生疾病的重要因素，故朱氏头皮针非常强调"心理调适"是治疗及预防疾病的关键。实践证明，以头皮针配合良性的心理调适，对诸多重病与绝症患者有一定效果。心理活动产生于大脑，而朱氏头皮针的治疗部位就在头皮部，与脑关系极为密切，因此，心理调适与头皮针治疗相结合，可以对脑的调节作用产生叠加效果。

（四）医患齐合力，倡我命在我

如果你以朱氏头皮针行医的话，你的诊所应当是充满欢愉与笑声，尽管来的都是身怀痛苦的人群，因为你看见的是医患间的互动，患者间的互相打气。

目前，大部分患者都习惯于接受被动式的治疗。朱氏头皮针打破这种治疗模式。要完全恢复健康，单靠医师的干预手段还不够，患者必须积极参与。医者不应是高高在上，以绝对的权威，使患者唯命是从，而患者更不该以为只要打针服药就可以了。医者的责任是以专业的知识减轻患者的痛苦，更重要的是给予希望，激发患者自愈的信心；同时教予方法，提高患者自愈的能力，向患者灌输"健康掌握在自己"的观念。这种观念具体体现在朱氏头皮针的导引上。在运针的同时，医者指导患者做导引，使患者主动起来，包括精神情志的调节，以及肢体的活动。这是朱氏头皮针能迅速取效的关键。当患者感到症状改善，痊愈的信心也马上提高了，回家后继续做导引，使效果更巩固。有时疾病顽固反复，患者要有自强不息的精神，坚持不懈，一定能达到完全康复。

（五）定时头皮针，可防病益寿

朱氏头皮针除具有医疗、康复效用之外，尚有明显的养生保健效用。当今社会由于科技发达，人们日常生活显得异常方便，但生活节奏却变得非常紧张。为了能适应日趋激烈的生存竞争，以致人人都紧绷精神弦线，为了"钱"途而不停工作与奋斗，忘记了"生命在于运动"、"活着就要动"的格言。

根据笔者从事针灸医学近半个世纪的经验体会，证实针灸医学不但是许多疾病的有效治疗手段，更重要的是提高机体自身免疫能力，改善人体抗病功能与求生存的调控本能。实验已证明，针刺可明显升高白细胞数量与中性粒细胞的百分率。在免疫方面，中国历来就有"若要安，三里常不干"的灸法保健。

笔者认为，预防疾病和延年益寿的最佳措施，是以针灸为主的综合自然方法。其中以朱氏头皮针为核心，配合导引与饮食，可谓至关重要。具体建议：①每月定期针刺 1~4 次（头皮针或体针）；②遵照养生"五宜"，若持之以恒，必能达到少疾、无病，健康长寿；③当然，要真正做到防病于早期，重点要注重对下一代的"孕、育、生、养、教"，这是笔者倡导"五优"的关键所在，亦是治未病、抗衰老、益寿延年的根本。

综上所述，朱氏头皮针的价值是很高的，前景是广阔的。

➤ 在康复医学中，朱氏头皮针疗法可以成为各科康复过程中的重要手段。不但能帮助患者缩短病程，恢复功能，重获生活自理的能力，也因此减轻了家属和社会的负担。

➤ 在养生和预防医学方面，朱氏头皮针疗法可以改善人类的健康水平，特别对预防疾病的发生及延长寿命起到积极的作用。

➤ 对于脑医学以及智力医学，朱氏头皮针亦有积极的意义。它可以促进小儿的脑发育，改善老年性痴呆患者的病情，促进脑损伤的修复，开发人类的智能。

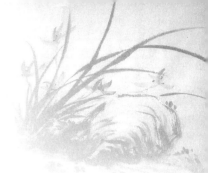

第二章

朱氏头皮针治疗区定位、功能与主治

第一节　朱氏头皮针治疗区定位原则

朱氏头皮针根据阴阳学说、脏腑学说以及经络学说等中医学理论，并结合西医学的解剖生理学和临床实践经验而确定它的治疗区范围。

其基本原则是：以百会为中点，督脉为中线，将头皮有发覆盖处分成前、后、左、右四个部分。百会前属阴，百会后属阳，督脉之左主气，督脉之右主血。

并依据颅骨的分布，在额骨、顶骨、枕骨上，沿着督脉循行线路及足太阳膀胱经两侧线范围内，自前额向后枕方向，依次定为人体之头面部、胸腹部、颈项部、背部、腰骶部及上、下肢等共19个治疗区。

治疗区名称：

1. 头面区
2. 上焦区
3. 中焦区
4. 下焦区
5. 巅顶会阴足踝区
6. 颈区
7. 背区
8. 腰区
9. 骶区
10. 枕区
11. 上腹区

12. 下腹区

13. 额颞区

14. 耳颞区

15. 枕颞区

16. 肩区

17. 臀区

18. 上肢区

19. 下肢区

每一个治疗区是人体的局部缩影（图2-1）。自神庭穴至百会穴，相当于一个仰卧的人体，其鼻尖位于神庭，会阴在百会前五分处。自百会穴至脑户穴，相当于一个俯卧的人体，其颈项在百会后5分处，会阴则投影在脑户穴。以上两个人体均取静坐姿势。第三个人体缩影是双足踩在百会穴上，垂直站立在人的头顶。第四个人体缩影是仰天横卧在前额发际，头在神庭穴而会阴在本神和头维之间，左右各一。此外，在额侧、耳侧、枕侧及枕骨粗隆有4个不同角度的头的缩影（请参考《朱氏头皮针·治疗区定位彩色图谱》）。要注意两点：一是人体所有的组织从三维空间被压缩到二维的平面上，二是有些治疗区有重叠的地方。

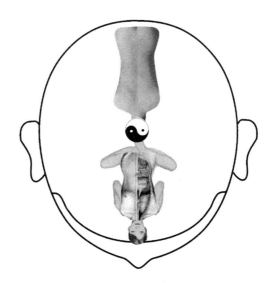

图 2-1　朱氏头皮针人体全息图

为有助于记忆，特别指出头部督脉穴位、人体标志与人体穴位三者的对应关系。如表2-1所示。

表 2-1 朱氏头皮针定位标志

督脉穴位	人体标志	人体穴位
神庭	鼻尖	素髎
上星	喉	天突
囟会	两乳中点	膻中
前顶	肚脐	神阙
前神聪	丹田	关元
百会	巅顶、会阴、足踝	百会、长强、涌泉
后顶	第3胸椎	身柱
强间	第2腰椎	命门
脑户	尾椎	长强

朱氏头皮针的标准定位可以参见下图（图2-2，图2-3，图2-4，图2-5）。在头部测量距离的标准见图2-6。

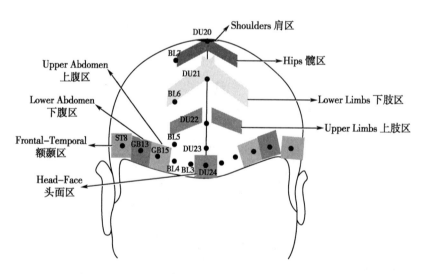

图 2-2 朱氏头皮针治疗区正面图

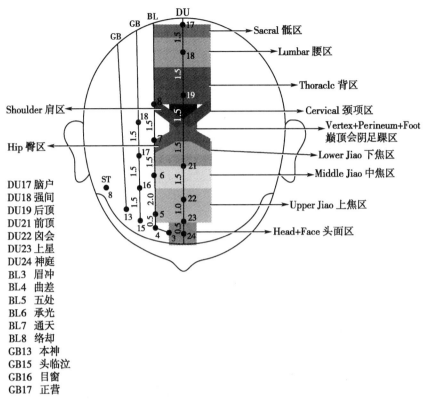

Sacral 骶区
Lumbar 腰区
Thoraclc 背区
Shoulder 肩区
Cervical 颈项区
Vertex+Perineum+Foot
巅顶会阴足踝区
Hip 臀区
Lower Jiao 下焦区
Middle Jiao 中焦区
Upper Jiao 上焦区
Head+Face 头面区

DU17　脑户
DU18　强间
DU19　后顶
DU21　前顶
DU22　囟会
DU23　上星
DU24　神庭
BL3　眉冲
BL4　曲差
BL5　五处
BL6　承光
BL7　通天
BL8　络却
GB13　本神
GB15　头临泣
GB16　目窗
GB17　正营

图2-3　朱氏头皮针治疗区俯视图

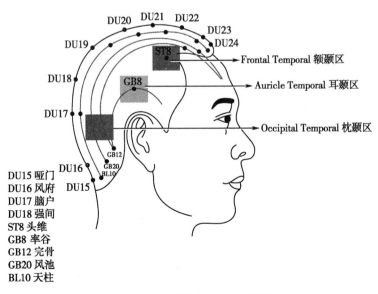

Frontal Temporal 额颞区
Auricle Temporal 耳颞区
Occipital Temporal 枕颞区

DU15　哑门
DU16　风府
DU17　脑户
DU18　强间
ST8　头维
GB8　率谷
GB12　完骨
GB20　风池
BL10　天柱

图2-4　朱氏头皮针治疗区侧面图

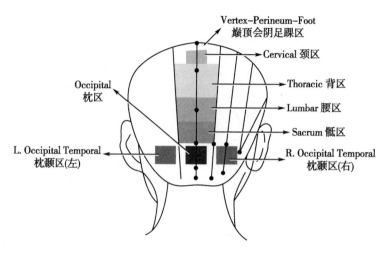

图 2-5 朱氏头皮针治疗区背面图

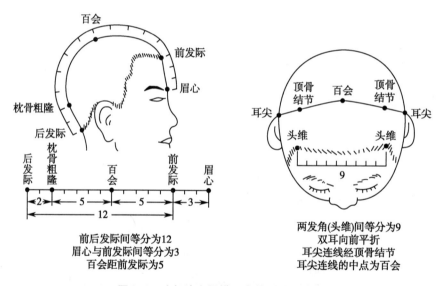

前后发际间等分为12
眉心与前发际间等分为3
百会距前发际为5

两发角(头维)间等分为9
双耳向前平折
耳尖连线经顶骨结节
耳尖连线的中点为百会

图 2-6 头部腧穴纵横距离的测量标准图

第二节 朱氏头皮针治疗区定位、功能与主治

一、头 面 区

定位：以神庭穴为中心，前后各延长 0.5 寸，左右旁开至眉冲穴内，当督脉与膀胱经线上。神庭穴相当于人体的鼻尖（素髎穴）。

功能：宁神醒脑，定惊镇静，利咽开窍，止痛通络。

主治：①神志、精神病。如意识障碍、精神障碍、癫狂、痫证、智力低下、失眠、健忘、精神紧张、眩晕等。②头面、五官、咽喉、口舌病。如正偏头痛、目疾、鼻疾、耳疾、面部疼痛、面瘫、咽痛、声音嘶哑、言语不清等。

二、上 焦 区

定位：囟会穴向前延长1寸，向后延长0.5寸，当足太阳膀胱经侧线内。囟会穴相当于人体的膻中穴位置。

功能：醒脑开窍，清心宁神，宽胸理气，疏风解表，宣肺定喘，通络止痛。

主治：心、肺、气管、膈等上焦病及脑病。如心悸、怔忡、烦躁、失眠、健忘、咳嗽、痰多、气喘、抽搐、呃逆、老年人痴呆及癫痫等。

三、中 焦 区

定位：上焦区后1.5寸。即前顶穴前1寸、后0.5寸，当足太阳膀胱经侧线内。前顶穴相当于人体的肚脐（神阙穴）部位。

功能：和胃降逆，疏肝理气，利胆清肠，通络止痛。

主治：肝胆、胃肠、脾胰等中焦病症。如胃脘痛、呕吐、吞酸、胸肋胀痛，烦躁易怒、腹泻、便秘、消谷善饥、黄疸口苦、神疲体倦、肢软乏力等。

四、下 焦 区

定位：自前顶穴向百会方向1寸，当足太阳膀胱经侧线内。因此，下焦区部分与中焦区相重合。前神聪穴相当于关元穴。

功能：补肝益肾，清利肠道，调经利尿，升阳固涩，通络止痛。

主治：膀胱、肾、结肠、直肠及男女生殖系统等病症。如下腹疼痛、眩晕、腰膝酸痛、耳鸣、耳聋、阳痿遗精、月经不调、痛经、带下、尿频急痛、淋沥不畅、夜尿失禁、子宫脱垂、脱肛痔疮、便秘、腹泻等。

五、巅顶会阴足踝区

定位：以百会为中心，前、后、左、右各旁开0.5寸，相当于百会、会阴、涌泉三穴重叠。

功能：平肝潜阳，回阳固脱，通络止痛。

主治：巅顶痛、眩晕、高血压、低血压、昏迷、休克、晕厥、脱肛、疝气、前列腺肥大、会阴及骶尾骨疼痛，踝关节损伤疼痛、足底疼痛麻木、上肩背部及髋臀部疼痛等病症。

六、肩　区

定位：在头顶部两侧，顶骨结节内侧后上方一横指（食指同身寸），相当于络却穴向百会穴方向 1 寸长、0.5 寸宽的条带。当足太阳膀胱经与督脉之间，与巅顶会阴足踝区相重叠。

功能：通络止痛。

主治：冈上窝及肩胛部疼痛、僵硬不适。

七、臀　区

定位：在头顶部两侧，顶骨结节内侧前上方一横指（食指同身寸），相当于通天穴向百会穴方向 1 寸长、0.5 寸宽的条带。当足太阳膀胱经与督脉之间，与巅顶会阴足踝区有部分重叠。

功能：通络止痛。

主治：髋关节及臀部疼痛、麻木、运动不利等病症。

八、颈 项 区

定位：自后神聪向上 5 分，向下 2 分。当足太阳膀胱经侧线内。

功能：疏通督脉与膀胱经经气，通络止痛。

主治：颈项部病症。如颈项疼痛、失枕、颈椎病、颈椎劳损，或外伤引起的颈、肩、背软组织损伤疼痛等。

九、背　区

定位：自后顶穴上 3 分，向强间穴方向 1 寸。当足太阳膀胱经侧线内。后顶穴相当于人体的第 3 胸椎（身柱穴）位置。

功能：疏通督脉与膀胱经经气，通络止痛。

主治：背部病症，兼治相应内脏病症。如背部软组织扭挫伤、劳损、疼痛、僵硬；膏肓区烧灼痛、胸椎脊柱炎症、损伤所引起的疼痛、活动障碍；因心、肺、胃、脾、胰腺、肝等内脏病变引起的背部及放射性疼痛、不适。

十、腰　区

定位：自强间穴向后顶穴及脑户穴方向各延长 0.5 寸，共 1 寸。当足太阳膀胱经侧线内，强间穴相当于人体的第 2 腰椎（命门穴）部位。

功能：疏通督脉与膀胱经经气，益肾强筋，通络止痛。

主治：腰部病症，兼治相应内脏病症。如急慢性腰痛、腰肌劳损、腰椎脊柱炎症、腰椎间盘突出症、椎管狭窄和损伤所引起的疼痛、瘫痪、活动障碍，以及急慢性肾炎、肾盂肾炎、输尿管炎症、结石等引起的腰及腹痛，小便不利，血尿等。

十一、骶　区

定位：自脑户穴向上（强间穴方向）1寸。当足太阳膀胱经侧线内。脑户穴相当于人体的尾椎（长强穴）部位。

功能：疏通督脉与膀胱经经气，平肝明目，定眩止痛。

主治：腰骶部病症。如腰扭伤、骶髂关节疼痛、骶尾部外伤，盆腔内脏病症及小脑病变引起的眩晕，平衡障碍和目疾等。

十二、上　腹　区

定位：以头临泣穴为中心，上、下、左、右各旁开0.5寸。当足少阳胆经线上，与足太阳膀胱经及阳维脉相交。头临泣穴相当于中脘穴。

功能：明目止痛，疏肝和胃，利胆清肠。

主治：脾、胃、肝、胆、肠、胰等中焦急性病症。如急性胃炎、胆囊炎、胆石症、胆绞痛、急性肠炎、痢疾、肠易激综合征、阑尾炎、胰腺炎、糖尿病初起等。

十三、下　腹　区

定位：自本神穴向上、下、左、右各旁开0.5寸，其中部分与上腹区相重叠。当足少阳胆经线上，与足太阳膀胱经、足阳明胃经、阳维脉相交。

功能：益肾利尿，调经固涩，定惊止痛，止泄，通便。

主治：肾、膀胱、生殖系统等下焦急性病症。如急性肾炎、泌尿道感染、痛经、功能性子宫出血、尿潴留、尿失禁、眩晕、胸肋病、腹痛、便秘、腹泻等。

十四、额　颞　区

定位：以头维穴为中心、向前、后、左、右各旁开0.5寸的方形区。当足阳明胃经、足少阳胆经线上。

功能：祛风泻火，明目止痛。

主治：偏头痛、三叉神经痛、目赤肿痛、视物不明、眼睑抽动、口眼喎斜等病症。

十五、耳　颞　区

定位：以率谷穴为中心，向上、下、左、右各旁开0.5寸，当足少阳胆经线上，与足太阳经相交。

　　功能：疏通少阳经气，定眩止晕，通利耳窍。

　　主治：偏头痛、耳鸣、耳聋、眩晕、平衡失调等。

十六、枕 颞 区

　　定位：以枕骨粗隆顶端和乳突顶端的连线中点，向上、下、左、右各旁开0.5寸凹陷处，当足少阳胆经线上，与足太阳膀胱经相交。

　　功能：祛风通络，泄热止痛。

　　主治：头项强痛、眩晕、枕部胀痛、高血压、头目不清、口眼㖞斜。

十七、枕 区

　　定位：以枕骨粗隆顶端为中心，向上、下、左、右旁开各0.5寸，在脑户穴与风府穴之间。当督脉与足太阳膀胱经线上。

　　功能：祛风通络，定痫止眩，开窍。

　　主治：枕项强痛、中风失语、癫痫目眩、平衡失调等。

十八、上 肢 区

　　定位：自囟会穴向头维穴方向，从督脉对侧旁开0.5寸处作起点，向外前方延伸，约1寸长、0.5寸宽的斜状条带，左右各一，代表对侧上肢。与足太阳膀胱经及足少阳胆经相交。其中部分与上焦区相重叠。

　　功能：疏通上肢经络，强筋止痛。

　　主治：上肢乏力、痿软、麻木、疼痛、瘫痪、中风偏瘫、关节疼痛等。

十九、下 肢 区

　　定位：自前顶穴向承光穴方向，从督脉同侧旁开0.5寸处作起点，透越督脉，向对侧外前方延伸，约1.5寸长、0.75寸宽的斜状条带，左右各一，代表对侧下肢。与督脉、足太阳膀胱经及足少阳胆经相交，其中部分与下焦区相重叠。

　　功能：疏通下肢经络，强筋止痛。

　　主治：下肢乏力、痿软、麻木、疼痛、瘫痪、中风偏瘫、关节疼痛等。

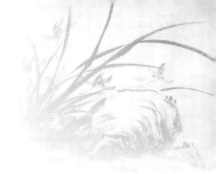

第三章

朱氏头皮针的理论依据

第一节　以中医学理论为指导核心

一、阴　阳　学　说

中国古代哲人观察大自然，发现任何事物都包含阴阳对立两个方面。阴阳交替是宇宙的根本规律，所以《易经》提出"一阴一阳之谓道"。大凡有形的属阴，无形的属阳。从宏观的角度，有形的头面、五官、躯体、四肢、皮、肉、筋、骨、脉、五脏六腑等组织器官皆属阴；无形的功能活动，如思维、行为、心跳、呼吸、消化、说话、歌唱、举手、抬足等皆属阳。从微观的角度看，人体的内部也存在着阴阳的关系。例如组织细胞（细胞膜、细胞核、细胞液）均属阴，而细胞液的代谢过程则属阳。可见人体的生理、病理无不与阴阳相关。故《黄帝内经》说："阴阳者，天地之道也，万物之纲纪，变化之父母，生杀之本始，神明之府也，治病必求于本。"又说："阴平阳秘，精神乃治。阴阳离决，精气乃绝。"阴阳学说是中医学的理论核心，自然也是朱氏头皮针的理论依据，详述如下。

（一）头部治疗区定位与阴阳

朱氏头皮针治疗区的定位原则，是以百会为人体平衡的中心，以督脉为轴，将人体在头皮上划分成前后左右四部分。根据阴阳学说，前为阴，后为阳，所以百会之前代表人体的腹部与内部，属阴；百会之后代表人体的背部与外部，属阳。

此外，朱氏头皮针作用于脑。《周易·系辞上传》曰："易有太极，是生两仪。"脑的形状犹如一个太极，分左右半球，皆有阴阳属性。左脑控制右边躯体的功能，以及语言、逻辑分析的能力，而右脑控制左边躯体的功能，以及直觉、图像处理、空间、抽象思维能力。右脑的发育先于左脑，婴儿都是先对映象声音有反应，然后才慢慢学习语言文字。可见，人类祖先所积累的经验多贮存在右脑，变成人的本能。故右脑属于祖先脑、储存脑，偏于物质，主藏，属阴。后天大部分学习所获得的知识大都贮存于左脑。因此，左脑属于后天脑、获得脑，偏重于功能，主气，主用，属阳。

临床上，我们利用阴阳属性来选择治疗区。脏腑病变多用属阴的治疗区，例如，"下焦区"有补益肝肾、滋阴潜阳的作用。至于腰背痛，病在阳侧，故取属阳的"背区"或"腰区"来疏通阳经经气。阴血之病多取右侧的治疗区，而气分之病则取左侧的治疗区。

（二）辨证与辨病的阴阳

凡是相关联的事物，必存在着阴阳的关系。中西两个医学系统，同样有阴阳关系。中医学主张整体观念，强调脏腑的功能，故属阳；西医学主张微观实验研究，强调内脏组织的物质基础，故属阴。二者互相补充，互相依赖，缺一不可。学医，就要掌握阴阳两个方面，这样才能掌握人类医学的全部。治病既治精神，又治肉体，才算是一个好医师，才会取得较好的治疗效果。

中医学重在辨证，西医学强调辨病。在朱氏头皮针的临床实践中，必须有机结合辨证与辨病。通过认识"病"，可以更好地推测病的发展和预后。通过认识"证"，才能针对病机，正确选穴施治，采用恰当的手法导引，以调节患者机体的阴阳平衡，恢复健康。在疾病的不同阶段，其证可以变异。因而施治的穴位、手法以及导引等都需要调整。

例如甲状腺功能亢进症，表现为心动过速，精神亢进，情绪易于激动。西医学认为是由于甲状腺素分泌过多，治疗上要抑制甲状腺素分泌，使甲状腺功能恢复正常。而从中医学角度来看，这样的疾病属于阴虚阳亢。朱氏头皮针的治疗是选"头面区"及"下焦区"，用平补平泻或先泻后补手法来滋阴潜阳，以极轻柔的运针和深呼吸为导引，甲状腺素分泌就被抑制，患者很快就安静轻松了。

又如高血压，西医学认为主要机制是肾上腺素分泌过高，引起外周血管收缩，血压升高。使血压下降有两个方法：一是抑制肾上腺素，缓解外周血管收缩、痉挛；二是利小便。中医学认为，高血压是由于肝肾不足，肝阳偏亢。应用头皮针治疗可以平肝潜阳，滋水涵木，其效应与降低肾上腺素分泌，改善肾小管的过滤作用相同。

再如脑萎缩，从西医学看，是因为脑组织缺血、缺氧，导致脑细胞营养不足，而产生枯萎收缩。但凡因脑血管在单位时间内的血液容量、流量和流速不足，都可能影响脑细胞的生长、发育，时间稍长，即可引起脑萎缩。而朱氏头皮针则根据不同的证型，结合阴阳理论，进行不同的辨证治疗。①肾精不足型，以补益肾气、益精填髓为主要治法；②气血亏虚型，以补益气血、养血健脑为主要治法；③痰蒙脑窍型，以健脾化痰、益脑开窍为主要治法；④瘀阻脑络型，以活血化瘀、通络开窍为主要治法。体现了辨证与辨病在阴阳上的有机结合。

二、脏腑学说

在中医学的辨证论治中，脏腑辨证是很重要的一环。朱氏头皮针的治疗也是根据脏腑的不同生理病理特点，分析疾病的病位与病机，来决定治疗区的选取。例如眩晕，步态不稳，主要与肝肾有关。因为肝藏血，主筋。血不养筋，肝风内动，可致肢体颤动，步态不稳。肾为水，水不涵木，肝阳上亢，可致眩晕。病变发生的部位在头部，与脑相联。此病与肝、肾、脑有关，取穴就以"下焦区"、"头面区"为重点。

朱氏头皮针对脏腑学说的了解还不止此。五脏六腑之体皆为可视的物质，为"器"；其用则为无形之功能，为"气"。脏腑的体用其实包含两个方面：一是脏腑本身的职能，即"器"的作用，如心主血脉、肺司呼吸、胃主受纳、小肠主分清泌浊等功用（图3-1）；二是脏腑与脑的关系，即"器"与"气"的

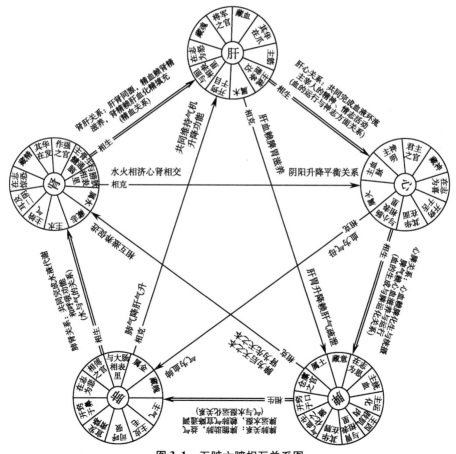

图 3-1　五脏六腑相互关系图

关系，是"器"的扩大作用，如心藏神、肺藏魄、脾藏意、肾藏志、肝藏魂等功能（图3-21）。

三、经络学说

经络系统包括十二正经、奇经八脉、经筋、皮部以及络脉、孙络等诸多内容。经络学说中特别强调了经络在人体如环无端的特点。

经络学说是针灸医学的支架与栋梁。离开经络理论，就等于飞机失去航线，行船失去了河流大海，驾车没有了道路与方向。《灵枢·本脏》中说："经络者，所以行血气而营阴阳。"经络运行气血是人体生命活动的具体反映。只有在气血运行的时候才感觉到经络的存在。当生命活动停止，经络现象也跟着消失。

何谓经络现象？在经络穴位上进行针刺之后所产生的效应称为经络现象。它可以表现在体表，如呈现可见的肤色改变，也可以表现在体内的酸、麻、胀、痛、蚁走感或流水感等。这种反应基本是循经络线传导的，称为显性感传现象。1975年，笔者在浙江省进行过经络感传现象的普查，在8403例人群中，感传出现率占15.7%，说明经络感传现象是客观存在的。除了主观的感觉以外，针刺通过经络在人体上的确产生客观的改变。我们治疗昏迷的患者，用医院里的监察仪器观察患者的心率、血压、呼吸等，发现针刺前后有不同，往往是向正常的方向改变。这时，患者是昏迷的，可排除心理效应的干扰，证明是经络的作用。有些练功者不需要针刺也能体验到经脉感传，如《奇经八脉考》中说："内景隧道，惟返观者能照察之，其言必不谬也。"

经络的实质是什么？经络既不是神经，也不是血管，因为没有一条固定的神经或血管与任何一条经络的循行路线吻合。而且，经络感传的速度比神经传导慢，有时不是匀速行走，有时甚至会停顿一下再走。然而，离开了神经或血管，如使用麻醉药后，经络现象会减弱或消失。尽管人类现在还找不出经络在解剖学上的依据，但是经过千百年的经验积累和现代大量的效应检测，证明经络确有固定的或相对固定的循行线路和网络。

经验和研究结果告诉我们，经络信息不但可以借用神经系统传递，也可以借用血管、各种体液系统传递，还可以跨越、交替、并用这些系统传递。这似乎说明经络具有类似"波"（声波、电磁波、光波等）或"能量"的性质。我们的身体是由无数的原子及比原子更小的粒子所组成，若要从微观去理解它，明显地属于量子物理的研究范畴。用古典物理的定律去寻找经络的实质，显然是徒劳无功的。量子物理学是20世纪初才开始发展的，科学家发现物质具有波粒二象性，一个运动中的粒子会显现波的性质。而且，任何测量过程都会改变被测量粒子的本质。量子力学更推算出令人不可思议的结果，如两个原来有联系的粒子，被拆开分处不同的地方，不管距离有多远，且中间没有任何媒介，这两个粒子依然会即时互相影响。连爱因斯坦都无法接受这个推论，称之为"远距离的幽灵行动"。然而在 1972 年，两位物理学家用实验证实了"量子纠缠"现象的确存在。直到今天，科学家仍然无法完全理解量子力学，可是没有一个科学家能推翻量子力学，因为它已经被应用到我们生活的各层面，如镭射、电脑芯片等。

经络的现象与效应已经被中国人观察及掌握了几千年。今天全世界的老百姓越来越相信针灸与气功，因为他们有亲身体验，比实验室的试验强多少倍？反对中医，称经络与气功为不科学者，都是自认受过严谨科学训练者，实在令人不解。难道原子在未被发现前是不存在吗？难道在伽利略之前，地球并不环绕太阳吗？大自然事物的存在，是不等待或取决于科学家的解释的。笔者相信，哪一天科学家能完全解释量子力学，就可能是经络的奥秘被解破的一天。也许，经络学说将从一个不科学的东西突然成为科学前沿的"量子医学"，能不讽刺吗？

经络学说是以治病救人为目的之临床经验总结。如果你运用经络学说治病却得不到理想的疗效，不要怪"经络的实质没搞清"，或者说经络不科学，可能是你没有运用好。正如《灵枢·九针十二原》谓："言不可治者，未得其术也。"

不管经络的实质是什么，朱氏头皮针治疗区能治疗许多疾病，是充分利用了"经脉所过，主治所及"的理论原则，以及"气街"、"标本"、"根结"、"四海"、"皮部"等多种学说。以下就十二经脉、奇经八脉、四海、标本、根结、气街、十二皮部等经络理论与头皮针的关系作进一步的阐述。

（一）朱氏头皮针与经络的关系

头为诸阳之会，手足三阳经皆上行至头面。阴经一般不循行于头部，只有足厥阴肝经上行至巅顶，手少阴心经上连目系。事实上，阴经是以另外途径到达头面，那就是通过经别。所谓十二经别，是十二正经从四肢肘膝附近分出来的支脉，深入体腔，分布于胸腹和头部。阴经的经别上行至头颈部时，与相表里的阳经结合；阳经的经别则在头项部与本经相会。由此可见，所有的阴经通过经别合于相表里的阳经，也到达了头面。加上奇经八脉在头部与多条经脉的联系，使经气汇集于头脑颜面部位。这与气街学说中的"头气之街"列于首要地位，也是相呼应的。故《灵枢·邪气脏腑病形》说："十二经脉，三百六十五络，其血气皆上于面而走空窍。"

此外，值得注意的是，足三阳经的经别都经过"心"而上循头部，而手三阴经的经别从腋部进入内脏后，又都经喉咙而上达头面部。可见，心脑相连，二者密不可分的关系，早在经络学说就有记载了。

至于直接循行到头皮的经脉共有 8 条。它们是督脉、足太阳膀胱经、足少阳胆经、足厥阴肝经、足阳明胃经、手少阳三焦经和阳维脉、阳跷脉（图3-2～图3-9）。兹介绍如下（表3-1～表3-8）：

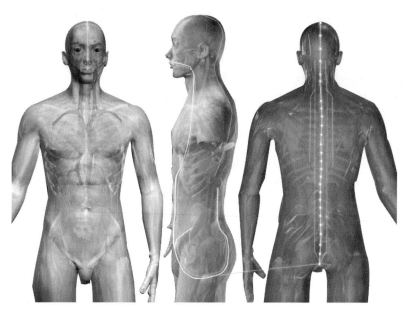

图3-2 督脉

表3-1 督脉

督脉	
循行线路	起于小腹内（与任脉相通），下出会阴部，向后行于脊柱内部（相当于与脊髓同行），上达项后风府，进入脑内，会聚于脑海。复上行巅顶，沿前额下行鼻柱，到上唇内唇系带处（若舌尖向上接触上唇系带，则任督相通，阴阳相交，道家称小周天）
联系脏腑	督脉统督全身阳经，为"阳脉之海"。入脑，络肾，连贯心脏，通任脉。与肝、胆、膀胱、三焦等有联系
主要病候	由于督脉分布于脑、脊部位，又与足厥阴肝经交会于巅顶，故督脉经气若受阻，可出现"脊强反折"等症状；若经气虚亏，可出现"头重高摇"等症状；若风邪侵袭督脉而入脑，则可发生"脑风"（脑部病变）。此外，督脉经气发生异常时，还可发生"大人癫病，小儿风痫"及角弓反张等症；由于督脉的支别是由少腹上行，故督脉不和，也可发生"从少腹上冲心而痛，不得前后，为冲疝。其女子不孕，癃、痔、遗溺"等疾患

续表

督脉	
主治病症	以治疗休克、昏厥、发热、疟疾、神志病、泌尿生殖系统病症和背脊、腰腿、痢疾为主，头面部部分穴位有急救作用
督脉所属的治疗区	头面区、上焦区、下焦区、巅顶会阴足踝区、颈区、背区、腰区、骶区、枕区
经过督脉的治疗区	下肢区

表 3-2　足太阳膀胱经

足太阳膀胱经	
循行线路	从头走足，起于目内眦，交会于巅顶（百会），从头顶入里，联络于脑。沿着肩胛部内侧，挟着脊柱（与脊髓和脊神经并行）到达腰部，络肾属膀胱。从脊旁肌内进入内腔（与内脏神经相合），其支脉自项背，向下循臀及大腿后侧，至足小趾外侧缘，并与足少阴经相接
联系脏腑	属膀胱，络肾，通督脉，连心、脑，系五脏、六腑
主要病候	外经病候：发热恶寒，头项强痛，目赤睛痛，目黄泪出，鼻衄流涕，腰脊、大腿、腘窝、小腿及足痛等
	内脏病候：神志失常，癫狂，角弓反张，寒热往来（疟），少腹胀痛，小便不利，癃闭，遗尿或痔疮等
主治病症	以治疗头项、目、鼻疾患和腰背、热病、神志疾患为主，如头痛、项强、目眩、鼻塞、腰背痛、癫狂，以及经脉循行部位病变。背腧穴，主治各相关脏腑和所连属的组织器官病变
膀胱经所属的治疗区	头面区、上焦区、中焦区、下焦区、巅顶会阴足踝区、背区、腰区、骶区、上肢区、下肢区、肩区、臀区
经过膀胱经的治疗区	上肢区、下肢区

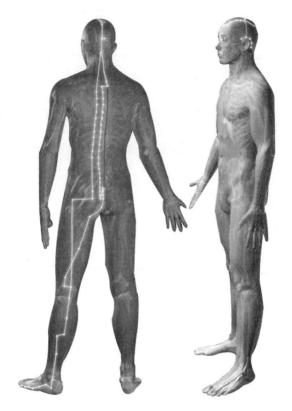

图 3-3　足太阳膀胱经

表 3-3　足少阳胆经

足少阳胆经	
循行线路	从头走足，行于头侧面及整个人体的耳侧面，自上向下，至足四趾外侧端，并与足厥阴肝经相接
联系脏腑	属胆，络肝，与心、脑、督脉有直接联系
主要病候	外经病候：寒热往来，疟疾，头痛目痛，面色晦暗，颔痛、瘰疬，腋下肿，耳鸣耳聋，髀或腿膝、腓骨疼痛
	内脏病候：胸胁疼痛，呕吐，口苦，黄疸
主治病症	以头颞、耳、目、胁肋、咽喉部疾患为主，如偏头痛、目眩、耳鸣、耳聋、胁肋痛，发热、寒热往来，腹痛、黄疸，以及经脉循行路线的病症
胆经所属的治疗区	上腹区、下腹区、耳颞区、枕颞区
经过胆经的治疗区	上腹区、下腹区、耳颞区、枕颞区

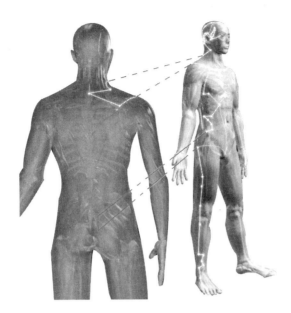

图 3-4 足少阳胆经

表 3-4 足厥阴肝经

足厥阴肝经	
循行线路	从足走胸腹，循行于下肢内侧正中，其内行在线达头顶（百会）
联系脏腑	属肝，络胆，并与肺、胃、肾及脑等有直接联系
主要病候	外经病候：头痛，眩晕，视物不清，耳鸣，或发热，甚则手足痉挛
	内脏病候：胁肋胀痛，有痞块，胸脘部满闷，腹痛，呕吐，黄疸，梅核气，飧泄，小腹痛，疝气，遗尿，癃闭，溲黄
主治病症	以生殖、泌尿系统疾患和头、腹、胁病症为主，如崩漏、阴挺、月经不调、遗精、疝气、遗尿、小便不利，以及经脉循行部位的病变
肝经所属的治疗区	巅顶会阴足踝区
经过肝经的治疗区	巅顶会阴足踝区

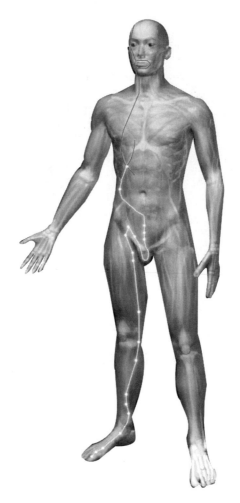

图 3-5　足厥阴肝经

表 3-5　足阳明胃经

足阳明胃经	
循行线路	从头走足，循行于人体正面，头面部，胸腹部，下肢外侧前缘
联系脏腑	属胃，络脾，与心、小肠、大肠有联系。胃为水谷之海，与脑、膻中、冲、任、督脉相通
主要病候	外经病候：高热或怕冷，狂躁，面赤汗出，神昏谵语，目赤痛，衄血，唇口生疮，咽颊肿痛，口眼㖞斜，胸膺乳痛，腿足红肿疼痛
	内脏病候：腹部膨大、胀满，水肿，或睡卧不安，或癫狂，以及消谷善饥，尿色发黄

续表

足阳明胃经	
主治病症	以治疗胃、肠疾病为主，如胃痛、腹胀、呕吐、泄泻、便秘、食欲不振等，以及头、面、鼻、口、齿病症，热病，精神病和经脉循行部位病变
胃经所属的治疗区	额颞区
经过胃经的治疗区	额颞区

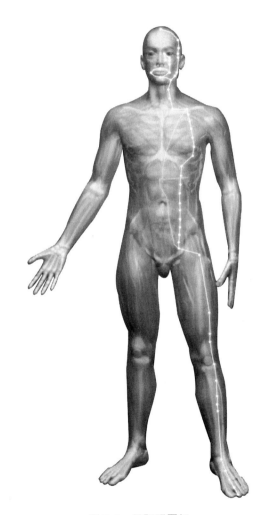

图3-6 足阳明胃经

表3-6 手少阳三焦经

手少阳三焦经	
循行线路	从手走头，行于上肢伸侧面正中间，至耳郭外缘。其起始无名指端，上行，入缺盆，布胸中，络心包，向下透膈至腹，属上、中、下三焦
联系脏腑	属三焦，络心包
主要病候	外经病候：咽喉肿痛，腮颊部疼痛，目赤痛或耳聋，或耳后、肩臂外侧疼痛
	内脏病候：脘腹胀满，少腹硬满，小便不通，尿频尿急，皮肤虚浮，水肿或遗尿
主治病症	以治疗侧面头部（耳、目、咽喉）病变、热病、胁肋部疾患为主，如偏头痛、耳聋、耳鸣、目痛、咽喉痛、胁肋痛等，以及经脉循行部位的病变
三焦经所属的治疗区	属额颞区，并与足少阳胆经之上腹区、下腹区、耳颞区、枕颞区及督脉中线之上焦、中焦、下焦相系
经过三焦经的治疗区	无

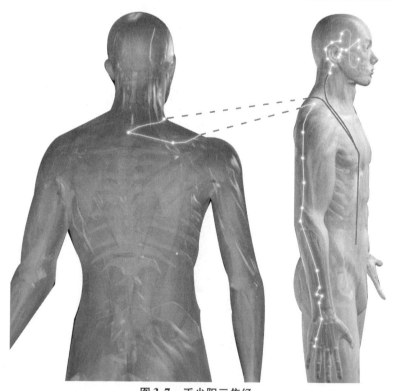

图3-7 手少阳三焦经

表 3-7 阳维脉

阳维脉	
循行线路	起于足跟外侧，向上经过外踝，沿足少阳经上行至髋关节部，经胁肋后侧，从腋后上肩，至前额，再下到项后，合于督脉
联系脏腑	维系全身阳经，主一身之表
主要病候	伤寒发热汗出，肢节肿痛，头项疼痛，眉棱骨痛，手足热，发麻，背胯筋骨疼痛，四肢不遂，盗汗，破伤风，膝部有寒感，脚跟肿，目赤痛等症
主治病症	以头痛、目眩、寒热往来、四肢不遂、手足麻痹、痿软不用、痉挛，拘急、足外翻等症为主
阳维脉所属的治疗区	本经脉无直接治疗区，因与督脉相合，其治疗作用可合于督脉
经过阳维脉的治疗区	无

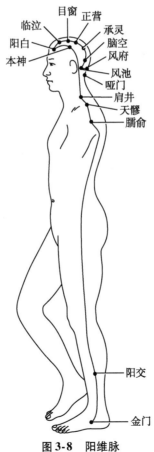

图 3-8 阳维脉

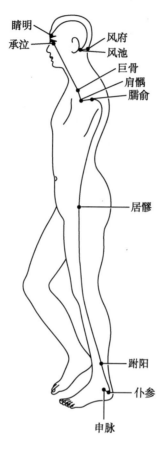

睛明

承泣

风府

风池

巨骨

肩髃

臑俞

居髎

跗阳

仆参

申脉

图3-9 阳跷脉

表3-8 阳跷脉

阳跷脉	
循行线路	起于足跟外侧，经外踝上行腓骨后缘，沿股部外侧和胁后上肩，经颈部上挟口角，进入目内眦，与阴跷脉会合，再沿足太阳经上额，与足少阳经合于风池
联系脏腑	对头、脑、腰膝外侧的阳经起一定的统率和协调作用
主要病候	腰背强直、恶风、自汗、头痛、雷头风、头目赤痛、眉棱骨痛、骨节疼痛、手足麻痹、拘挛、厥逆、吹乳，耳聋、鼻衄、癫痫、遍身肿满等症，并见肢体内侧弛缓、外侧拘急的证候
主治病症	以治疗头痛、眩晕、癫痫、眼内眦赤痛、失眠、四肢不遂、手足麻痹、痿软不用、痉挛、拘急、足外翻等为主

续表

阳跷脉	
阳跷脉所属的治疗区	与阳维脉一样，均无直接治疗区，而是与足太阳、足少阳之治疗区相合
经过阳跷脉的治疗区	无

（二）治疗区与头部经脉的关系

头皮针的治疗区，分别隶属于循行头部的经络，因此，它可以通过所属经络的循行线路，以及与其交会经络的循行线路和十二经别的循行线路，发挥其治疗作用。这是朱氏头皮针临床选穴配方的依据（表3-9）。

表3-9 治疗区与头部经脉的关系

治疗区	所属经脉	交会经脉
头面区、上焦区、中焦区、下焦区、颈区、背区、腰区、骶区、枕区	督脉、足太阳膀胱经	任脉、冲脉、足厥阴肝经、足少阴肾经、阳维脉、手三阳（手太阳小肠经、手阳明大肠经、手少阳三焦经）、足三阳（足太阳膀胱经、足阳明胃经、足少阳胆经）
巅顶会阴足踝区	督脉、足太阳膀胱经、足厥阴肝经	任脉、冲脉、足少阴肾经、阳维脉、手三阳、足三阳、足太阴脾经
上肢区、下肢区、肩区、臀区	督脉、足太阳膀胱经	任脉、冲脉、阳跷脉、阳维脉、足少阳胆经、足厥阴肝经、足少阴肾经、手三阳、足三阳
上腹区、下腹区、耳颞区、枕颞区	足少阳胆经	足阳明胃经、手太阳小肠经、手阳明大肠经、手少阳三焦经、足厥阴肝经、手厥阴心包经、足太阳膀胱经、阳跷脉、阳维脉、督脉、带脉
额颞区	足阳明胃经、足少阳胆经	手太阳小肠经、手阳明大肠经、手少阳三焦经、足厥阴肝经、手厥阴心包经、足太阳膀胱经、阳跷脉、阳维脉、督脉、带脉

从表3-9可见，督脉与从头走足的足三阳经，统隶了朱氏头皮针的19个治疗区。而这四条经脉又与手三阳经、手厥阴经、足三阴经、任脉、冲脉、阳维脉、阳跷脉、阴跷脉等经脉交会。再通过十二经的表、里、属、络关系，十二经别的循行布散，十二皮部的网络联系，为朱氏头皮针治疗区，提供了更为

有力的理论基础和临床实践的重要依据。

（三）朱氏头皮针与头部腧穴的关系

头部有发部分共有腧穴35穴，与头皮针治疗区的起止有关的腧穴有20余个。这些腧穴的定位，直接关系到头皮针治疗区取穴的正确性；这些腧穴的穴性、主治功能，则影响到头皮针治疗区的穴性和主治功能。所以，有必要对这些腧穴作进一步的了解（表3-10）。

表3-10　头皮针治疗区与头部腧穴的主治关系表

头皮针治疗区		头部腧穴		区、穴主治功能比较
名称	主治	穴名	主治	
头面区	以神志病、精神病和头面、五官、咽喉、口舌病为主	神庭上星	鼻病、目病、神志病、精神病	吻合
上焦区	以心、肺、气管、膈等上焦病及脑病、情志病为主	上星囟会	鼻病、目病、神志病、精神病	区涵盖穴的主治
中焦区	以肝胆、胃肠、脾胰等中焦病症为主	前顶	头顶痛、癫痫、眩晕	区涵盖穴的主治
下焦区	以二便、生殖系统及肝肾下焦病症为主			
巅顶会阴足踝区	以神志病、泌尿生殖系统以及足踝病症为主	百会	神志病，泌尿生殖系统、头部病症	基本吻合
颈区	以颈部病症为主			
背区	以背部病症为主，兼治相应内脏病症	后顶	神志病、精神病、头项部病症	略有吻合
腰区	以肝肾病候及腰部病症为主	强间	神志病、精神病、头项部病症	略有吻合
骶区	以腰骶部病症、小脑病症和目疾为主	强间脑户	神志病、精神病、头项部病症、目疾	基本吻合
枕区	以枕项部病症、神志病、目疾以及小脑病症为主	脑户风府	神志病、目疾、枕项部病症、小脑病症	完全吻合

续表

头皮针治疗区		头部腧穴		区、穴主治功能比较
名称	主治	穴名	主治	
上腹区	以脾胃、肝胆、肠、胰等中焦急性病症为主	头临泣	目病、鼻病、耳病、神志病	不相吻合
下腹区	以肾、膀胱、生殖系统等下焦急性病症为主	本神	目病、神志病、头项病症	不相吻合
额颞区	以头、目、面等局部病症为主	头维	头、目、口、面部病症为主	完全吻合
耳颞区	以头、耳、小脑病症为主	率谷	以头、眼、面、神经病症为主	基本吻合
枕颞区	以头、枕、目以及神经病症为主	脑空	头病、目病、鼻病、耳病、热病、神志病	大部分吻合
上肢区	以上肢病症为主			不相吻合
下肢区	以下肢病症为主	承光	目病、神经病、热病、头病	不相吻合
肩区	以肩部病症为主	络却	目病、神经病、热病、头病	不相吻合
臀区	以臀部病症为主	通天	头病、鼻病、目病、面病	不相吻合

从表3-10中可以看出，19个治疗区的主治功能有部分与腧穴主治功能吻合，有部分不太吻合。原因是头面部的腧穴，传统上只用来治疗局部，也就是局限在头面的病变，包括头痛、眩晕、癫痫、五官病及一些神志病；而朱氏头皮针不仅能治疗局部，更可以发挥远道的效用，影响内脏和四肢。

（四）朱氏头皮针与四海学说的关系

《黄帝内经》以自然界比拟人体。自然界有东南西北四海，而人体则有气海、血海、髓海与水谷之海。正如《灵枢·海论》云："经水者，皆注于海……人有髓海，有血海，有气海，有水谷之海，凡此四者，以应四海也。"加上督脉为阳脉之海，任脉为阴脉之海，共为六海。自然界的海都是相连的，因此人体中的六海也是相通的，互相影响的。

六海之中与朱氏头皮针关系最为密切者，无疑是髓海。《灵枢·海论》明确指出："脑为髓之海，其输上在于其盖，下在风府。"古人称脑为髓海，并已经认识到脑的范围大小，在颅骨以下至延髓为止（延髓在风府穴内）。对脑的生理病理也有粗略的描述："髓海有余，则轻劲多力，自过其度；髓海不足，则脑转耳鸣，胫酸眩冒，目无所见，懈怠安卧。"至清代王清任的《医林改错》更进一步指出脑与五官、记忆、语言功能的关系，并了解脑髓是脊髓的延续。他说："灵机记性在脑者，因饮食生气血，长肌肉，精汁之清者，化而为髓，由脊髓上行入脑，名曰脑髓；两耳通于脑，所听之声归于脑；两目系如线长于脑，所见之物归于脑；鼻通于脑，所闻香臭归于脑；小儿周岁脑渐生，舌能言一二字。"

朱氏头皮针对神经系统疾病的疗效是显而易见的。这是因为朱氏头皮针作用在头皮部，解剖上与髓海最邻近，故发挥影响最大。再者，主要的治疗区密集在督脉和膀胱经线上。督脉属肾，沿脊入脑；膀胱经是全身最长的经脉，从头到足，挟脊于两侧，从巅络脑。因此，朱氏头皮针通过督脉，可以直接作用于脑，透过大脑皮质，到达深部与六海相通，并通过背部的督脉和膀胱经，直接影响脊髓与自主神经功能，进而影响到全身。

（五）朱氏头皮针与标本学说的关系

"标"与"本"，是相对性的名词，在经典著作中常常出现。根据讨论的内容而有不同的含义。有时用以说明发病的先后、缓急，有时代表症状和病因。至于十二经脉的标本，则与部位有关。

十二经脉的"本"是指脉气的本源，部位多在四肢远程。而十二经脉的"标"则指脉气散布之处，多在人体的头面和躯干。例如《灵枢·卫气》中描述："足少阳之本，在窍阴之间；标在窗笼之前，窗笼者，耳也。"同一篇又说："凡候此者，下虚则厥，下盛则热，上虚则眩，上盛则热痛。"这里的"上下"分别是指标与本，因为头面躯干的位置相对在上，而四肢在下。大体说，手足三阳经的标在头面，而手足三阴经的标在胸背与舌部，所以朱氏头皮针与阳经的标有密切的关系。

标本学说说明了经气沿经脉的上下作用，所以临床治疗可以上病下取，下病上取。朱氏头皮针取头为标，以治疗全身各处的疾病，是有理论依据的。

（六）朱氏头皮针与根结学说的关系

《灵枢·根结》中记载有足三阳、足三阴的根结位置（表3-11），例如："太阳根于至阴，结于命门。命门者，目也。阳明根于厉兑，结于颡大。颡大者，钳耳也。少阳根于窍阴，结于窗笼。窗笼者，耳中也……太阴根于隐白，结于太仓。少阴根于涌泉，结于廉泉。厥阴根于大敦，结于玉英，络于膻中。"但对手三阳和手三阴的根结部位则欠完整的描述。不过我们可以归纳出："根"，有根源的含义，脉气所起为根，是四肢末端的井穴。"结"，有结聚的含义，脉气所归为结，在头面、胸、腹的一定器官和部位。窦汉卿在《标幽赋》里作了一些补充，提到："更穷四根三结，以标本而刺无不痊。""四根"指四肢末端，"三结"指头、胸、腹三部。朱氏头皮针针刺首结之头部，影响脉气在根结之间的流动，达到治病的目的。

表 3-11 足三阳、足三阴之根结

经名	根	结
太阳	至阴	命门（目）
阳明	厉兑	颡大（钳耳）
少阳	窍阴	窗笼（耳中）
太阴	隐白	太仓（胃）
少阴	涌泉	廉泉（舌下）
厥阴	大敦	玉英（玉堂）

（七）朱氏头皮针与气街学说的关系

朱氏头皮针在头上行针，可以影响脑的功能，因为《灵枢·卫气》云："气在头者，止之于脑"。至于"头气有街"的含义，笔者有以下的理解。

《灵枢·动输》："黄帝曰：营卫之行也，上下相贯，如环之无端。今有其卒然遇邪气，及逢大寒，手足懈惰，其脉阴阳之道，相输之会，行相失也，气何由还？岐伯曰：夫四末阴阳之会者，此气之大络也。四街者，气之径路也。故络绝则径通。四末解则气从合，相输如环。"

从上述可了解到十二经脉是大的通路。在正常的情况下，营卫之气是沿着固定的大路循行，阴阳脉在四肢末端交接连络，故能上下相贯，如环之无端。但当遇着邪气侵犯手足末端时，大路被堵，营卫之气只有拐小路走。根据《说文解字》："径，步道也。"指步行小道，有异于车行大路。这些让经气纵横交错聚散的小径被称为"气街"。当经脉失调的时候，气街仍然容许气血之运行。

人体共有四街，如《灵枢·卫气》说："胸气有街，腹气有街，头气有街，胫气有街。故气在头者，止之于脑；气在胸者，止之膺与背腧；气在腹者，止之背腧与冲脉于脐左右之动脉者；气在胫者，止之于气街与承山踝上以下。"笔者认为"止于气街与承山"的"气街"，是指阳明胃经的气冲穴周围，即腹股沟近股骨大转子处，此区在《灵枢·经脉》被称为气街："胃足阳明之脉，起于鼻之交頞中……其直者，从缺盆下乳内廉，下挟脐，入气街中；其支者，起于胃口，下循腹里，下至气街中而合，以下髀关，抵伏兔。"

可见，气之"四街"与现代解剖学的侧支循环或称吻合支完全一致。"胸气有街"指冠状动脉吻合支（图3-10）；"腹气有街"指腹主动脉吻合支（图3-11）；"头气有街"指脑动脉威利斯环（Willis环）吻合支（图3-12）；"胫气有街"指髋周围的十字吻合（图3-13）和小腿吻合（图3-14）。

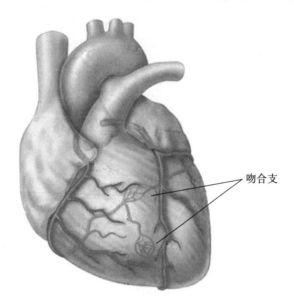

吻合支

图 3-10　冠状动脉吻合支

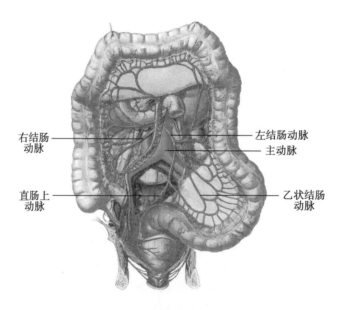

右结肠动脉

左结肠动脉

主动脉

直肠上动脉

乙状结肠动脉

图 3-11　腹主动脉吻合支

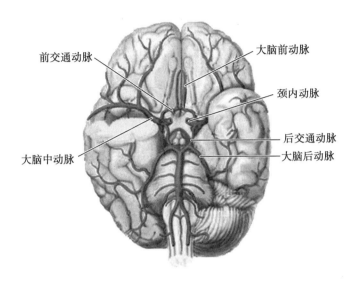

前交通动脉

大脑前动脉

颈内动脉

后交通动脉

大脑后动脉

大脑中动脉

图 3-12 脑动脉威利斯环

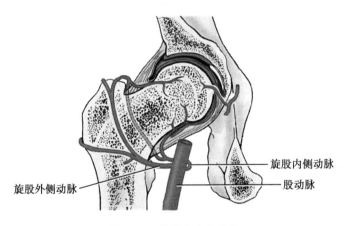

旋股内侧动脉

股动脉

旋股外侧动脉

图 3-13 髋关节十字吻合

（八）朱氏头皮针与十二皮部的关系

十二皮部是指人体皮肤浅表部位。头皮自属皮部无疑。对于皮部，我们有五点认识。

1.《素问·皮部论》说："皮有分部……欲知皮部以经脉为纪者，诸经皆然。"即说：人体皮肤有分区。如何划分皮部？很简单，原则是各经循行所过的部位，就是该经所属皮部的范围。

2.《素问·皮部论》又说："凡十二经络脉者，皮之部也。"十二正经是直行的主干，呈线或带状分布。主干均有络脉分出，呈网状分布。这些络脉又

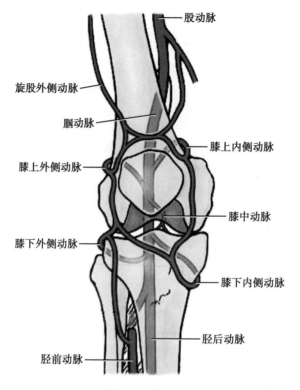

图 3-14   小腿吻合

分成无数的细小孙络浮于皮肤，故皮部是呈面状分布的。因此，朱氏头皮针的刺激部位并非按点或线，而是以平面区为单位。

3. 皮部能反映病候   《素问·皮部论》："视其部中有浮络者……其色多青则痛，多黑则痹，黄赤则热，多白则寒。"审察皮肤上浮络的颜色，包括丘疹、硬块等，有助于诊断与治疗。

4. 皮部是人体与外界接触的部位   外邪侵袭，皮先受之，是病邪传变的第一个关口。邪气从表入里，是按"皮→络→经→腑→脏"的次序。同理，皮部也是治病的首要途径。《素问·皮部论》："皮者，脉之部也。邪客于皮则腠理开，开则邪入客于络脉，络脉满则注于经脉，经脉满则入舍于腑脏也。故皮者有分部，不与而生大病也。"

5. 现代的胚胎学认识到人体的表皮和神经组织都是从外胚层的细胞分化而成的，意味着皮部与神经系统有密切关系。

朱氏头皮针应用十二皮部理论，用毫针浅刺头皮，无须深刺皮下组织，就能治疗全身疾病，尤其对神经系统疾病的疗效更明显，是有道理的。

综上所述，头为诸阳之会、标、结、气街、髓海等观念都提示头部是全身经脉气血聚结之处。可见朱氏头皮针治疗区定位，以百会为中心，督脉为中线的重要意义。同时，亦解释了朱氏头皮针为什么既具有养生、保健和治疗全身疾病，尤其是危、急、重症的作用，还具有对各科疑难病症的康复医疗与开发脑智力的效用。

第二节　解剖生理是临床实践的基础

头皮针治疗区在头部的有发部位，因此，必须了解和熟悉头皮与颅脑的解剖生理功能。

头部和颈部相连，以解剖学的标志划分，头部和颈部的分界线是：自枕外隆凸（external occipital protuberance）沿上项线（superior nuchal line）向前至乳突（mastoid process），再由乳突连至下颌角（mandibular angle），直至下颌骨下缘止的一条连线，该连线以上为头部，连线以下为颈部。而头部又可分颅脑部和面部两个区域，其分界线是以眶上缘（supraorbital margin）向后至颧骨（zygomatic bone）的颧弓（zygomatic arch），再由颧弓至外耳道（external auditory canal）的上缘为止的一条连线，该连线以上为颅脑部，连线以下为面部。

一、头皮的解剖生理

（一）颅骨外的软组织

成年人的头皮厚度仅有 0.2 寸左右，由颅顶部和颞部的软组织组成，两者在结构上既有相同，又有区别。

1. 颅顶部软组织　颅顶部软组织由浅入深分为 5 层（图 3-15）：头部皮肤、浅筋膜（皮下组织）、帽状腱膜及颅顶肌（额、枕肌）、腱膜下疏松结缔组织及颅骨外膜。前 3 层紧密相连，可视为一层。

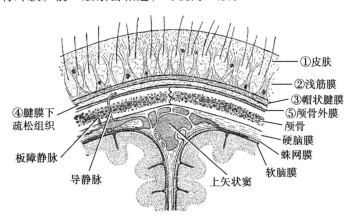

图 3-15　头皮解剖层次

（1）皮肤：颅顶部皮肤厚而致密，除额部以外，都有头发覆盖，并有大量的汗腺、皮脂腺和丰富的血管、淋巴管。若头皮外伤，出血会多，但愈合力强。

（2）浅筋膜（superficial fascia）：是一层坚韧而致密的结缔组织，由脂肪和粗大而垂直的纤维束构成。由于这些粗大的纤维束，当毫针针体进入此层时，可感到阻力较大，指下紧涩，行针难以自如。软组织的神经、血管都行走于此层。此层内的脂肪并不因人的胖瘦而有多少之别，纤维束把脂肪分成无数小格，小格内除脂肪外，还有神经、血管，所以，此层的炎症不易蔓延扩散，红肿多限于局部。在炎症早期，渗出物即可压迫神经末梢而引起剧烈疼痛。血管在皮下组织往往和纤维束相附着，因此，当毫针损坏血管时，血管壁不易收缩，出血就多，需要加以压迫才能达到止血的目的。

（3）帽状腱膜及颅顶肌：帽状腱膜（galea aponeurosis）位于浅筋膜的深层，前连额肌（frontalis muscle），后连枕肌（occipitalis muscle）。帽状腱膜厚实坚韧，并与浅层的皮肤和浅筋膜紧密相连，而它的两侧变薄，与颞筋膜（temporal fascia）的浅层相续。额肌起自眉和鼻根处的皮肤、皮下组织，与眼轮匝肌（orbicularis oculi muscle）相连。枕肌起自枕外隆凸和上项线。此两块肌肉属于皮肌（图3-16）。

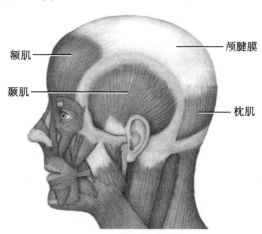

图3-16　头部肌肉

（4）腱膜下疏松结缔组织：是连接头皮外三层和颅骨外膜的一薄层疏松蜂窝组织，在出血或感染时容易扩散，甚至可延及整个头顶。此层内还有导静脉（emissary veins），将头皮静脉（scalp veins）和颅骨板障静脉（diploic veins）及颅内的硬脑膜静脉窦（intracranial venous sinuses）连接起来，如伤及导静脉，可引起这一层内严重的血肿。发生炎症时，感染可经导静脉而蔓延到颅骨或颅内，继发颅骨骨髓炎或颅内感染。因此，这一层被称为颅顶部的"危险区"。由于头皮针即在此层行针，故严格消毒针具，注意操作安全，尤为重要。

（5）颅骨外膜（pericranium）：此层薄而致密，借少量结缔组织与颅骨相连。但在骨缝处骨膜与骨缝贴附紧密，形成骨缝膜并与硬膜外层相延续。因此，骨膜下感染或血肿，仅局限于一块颅骨的骨膜下，而不会越过骨缝向四周蔓延。

2. 颞部软组织　颞部软组织的层次，与颅顶各层略有不同。颞部由浅入深的层次：皮肤、浅筋膜、颞浅筋膜、颞深筋膜、颞筋膜下疏松结缔组织、颞肌、颅骨外膜。其特点是：

（1）皮肤和浅筋膜：前部较薄，能移动，后部较厚，含脂肪较多。在浅筋膜内，有颞浅动静脉、耳颞神经、颧神经和面神经颞支走行。

（2）颞浅筋膜（superficial temporal fascia）：很薄，为帽状腱膜的延续，向下至面部逐渐消失。

（3）颞深筋膜（deep temporal fascia）：覆盖在颞肌表面，致密紧韧，它的上缘附着于上颞线，向下则分为深、浅两层，分别附着于颧弓的内、外面，两层之间有脂肪组织、颞中静脉（middle temporal vein）、上颌动脉（maxillary artery）和颞中动脉（middle temporal artery）。其内层筋膜与骨膜紧密相连。

（4）颞筋膜下疏松结缔组织：除颞肌附着处外，含有大量脂肪，并经颧弓深面与颞下间隙相通，再向前则与面颊脂肪相连续。因此，颞筋膜下间隙内有出血或炎症时，可向下蔓延至面部，形成面深部的血肿或脓肿，而面部的炎症，也可蔓延到此层内。在头皮针治疗，用额颞区行针时，要注意防止感染。

（5）颞肌（temporalis muscle）：呈扇形，起于颞窝（temporal fossa）。肌纤维向下集中，止于下颌骨（mandible）的喙突（coronoid process），附着牢固。颞肌强厚，它和位于浅层的颞深筋膜对颅骨有很好的保护作用（图3-16）。

（6）颅骨外膜：很薄。紧贴颞骨表面，因此，此层很少发生骨膜下血肿。

（二）颅骨外的血管神经

颅顶部软组织的血管和神经，都分布于皮下组织（即浅筋膜层）内，而且都是由四周基底部向颅顶走行。

1. 颅顶动脉和神经　根据分布部位，颅顶的动脉和神经可归纳为前、后及外侧组（图3-17，图3-18）。

（1）前组：又分内侧、外侧两组。前组内侧距正中线约2cm，有额动脉（frontal artery or supratrochlear artery）和滑车上神经（supratrochlear nerve）。额动脉是眼动脉（ophthalmic artery）的终支之一，与滑车上神经伴行至额部。前

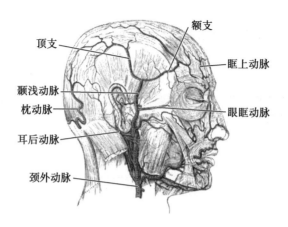

图 3-17 颅外血管

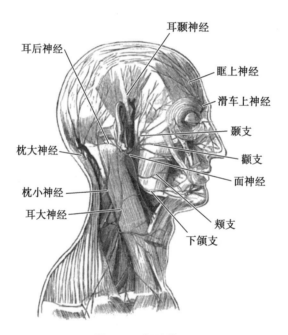

图 3-18 颅外神经

组外侧距正中线约 2.5cm，有眶上动脉和眶上神经（supraorbital artery and nerve）。眶上动脉系眼动脉的分支，与眶上神经伴行至额部。

（2）外侧组：又分耳前、耳后两组。耳前组是颞浅动脉（superficial temporal artery）及其伴行的耳颞神经（auriculotemporal nerve）。颞浅动脉是颈外动脉（external carotid artery）直接延续的终支之一，耳颞神经是三叉神经（trigeminal nerve）第三支下颌神经的分支，向上与颞浅动、静脉伴行。耳后组是颈外动脉的耳后动脉（posterior auricular artery）及面神经的耳后支、颈丛（cervical plexus）的耳大神经后支（great auricular nerve）和枕小神经（lesser occipital nerve）。

（3）后组：是枕部的枕动脉（occipital artery）和枕大神经（greater occipital nerve）。枕动脉是颈外动脉的分支，从颈部向后走行达枕部皮下。枕大神经在穿过斜方肌腱膜后和枕动脉伴行，走向颅顶。

颅顶的动脉有广泛的吻合（anastomoses），不但左右两侧互相吻合，而且颈内动脉系统和颈外动脉系统也互相联系。颅顶的神经都走行在皮下组织中，而且分布互相重叠。

2. 颅顶的静脉　颅顶静脉在皮下组织内，广泛吻合形成静脉网，主干与同名动脉伴行，分别回流入面静脉（facial vein），面后静脉和颈外浅静脉。此外，颅骨尚有内外直接相连的导静脉，它们分别位于顶部（parietal）、乳突部（mastoid）和髁管处（condyloid canal）。颅顶部软组织的静脉可借导静脉（emissary veins）、板障静脉（diploic veins）和颅内硬脑膜静脉窦（intracranial venous sinuses）相交通。导静脉没有瓣膜，所以导静脉在正常时可以均衡颅内、外静脉的压力，而在感染时，则就成了炎症传播到颅内的通道。

二、颅骨的解剖生理

颅骨可分为脑颅骨和面颅骨两部分。脑颅骨构成颅腔，保护脑。颅腔借枕骨大孔与椎管相通。

（一）颅骨的构成与连结

脑颅骨共有 8 块（图 3-19），成单的是额骨、枕骨、筛骨、蝶骨；成双的是顶骨、颞骨。额骨在前，顶骨在中，枕骨在后，颞骨分在两侧，筛骨位于颅前窝中央，蝶骨位于颅中窝，彼此共同围成颅腔。

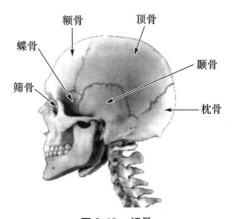

图 3-19　颅骨

脑颅骨均为扁骨，呈板状，具有较大的弹性与坚固性。脑颅骨的结构，其内面与外面有两层骨密质，分别称颅骨内板（inner table）和颅骨外板（outer table）。外板比内板厚，平均厚度为 1~2mm，内板平均厚度约 0.5mm。内、外板之间夹着一层骨松质，称为板障。这层板障对外力冲击具有一定的缓冲作用。板障内含有大量的静脉丛和骨髓，由来自头皮和硬脑膜无数小动脉供应。静脉彼此吻合成网，形成板障静脉（图 3-20）。

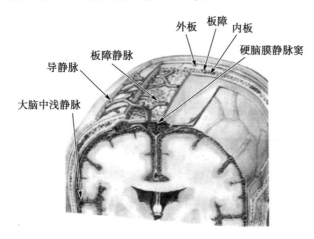

图 3-20　板障静脉

（二）颅骨的体表标志

头皮针的治疗区及其相关连的穴位，其定位有许多是以头颅部的体表标志来确定的。这些体表标志，多由颅骨构成。在临床上要掌握和应用头皮针的治疗区，就必须首先熟悉这些体表标志，方能准确无误地选穴取穴，达到预期的针刺疗效。

现将头颅部体表标志的位置及在头皮针中的临床意义分述如下：

1. 枕外隆凸（external occipital protuberance）　位于枕部向后最突出的隆起。它的下方硬膜形成窦汇，为硬脑膜静脉窦的汇集处。枕外隆凸在幼儿不明显。脑户穴在枕外隆凸上缘的凹陷处，玉枕穴在枕外隆凸上缘的外侧 1.5 寸处。头皮针枕部的"枕区"、"骶区"、"枕颞区"均以此标志定位取穴。

2. 顶结节（parietal eminence）　位于顶骨外面中央最突出部。其下方约 2cm 处的深面，适对大脑外侧沟（lateral sulcus）后支的末端。头皮针的"臀区"和"肩区"，就是根据顶结节来定位取穴的。两侧顶结节连线的中点即为百会，自前顶向百会方向 1 寸，为"下焦区"，其深部为松果体。

3. 冠矢点（也称额顶点）　为额骨与顶骨的交界处，亦即是冠状缝（coronal suture）与矢状缝（sagittal suture）的会合处，位于鼻根和枕外隆凸连线的前、中 1/3 交界处。头皮针的"上焦区"在此通过。在初生儿，此处为未闭合的菱形空隙，即如前所说的前囟（其深部为边缘系统和脑垂体所在位置）。因此，在小儿 1～2 岁前，前囟未闭合时施行头皮针，必须避开此部位，切忌按成人常规操作，以免发生意外。

4. 顶枕点（也称人字点，lambdoid）　为顶骨和枕骨的交界处，亦即是矢状缝与人字缝的会合处，位于枕外隆凸上方约 6cm 处。头皮针的"腰区"（其深处为枕叶、小脑和网状系统）在此通过。在初生儿，此处为未闭合的三角形空隙，即后囟（或枕囟），一般 3 个月左右闭合。倘未闭合，不能针刺。

此外，区别头部和颈部的标志尚有上项线、乳突和下颌角：

● 上项线（superior nuchal line）：是由枕外隆凸向两侧延伸的骨嵴，其深面为横窦（transverse sinuses）。

● 乳突（mastoid process）：位于外耳上方，其根部前缘的前内方有茎乳孔（stylomastoid foramen），面神经由此出颅。乳突深面的后半部为乙状沟。

● 下颌角（mandibular angle）：位于下颌体下缘和下颌支后缘相交处。

区别颅脑部和面部的标志尚有颧弓（zygomatic arch）。颧弓位于眶下缘和枕外隆凸之间连线的同一水平面上，其中点上方约 3.8cm 适对大脑外侧裂下缘。

（三）颅骨骨缝与治疗区的关系

颅顶骨之厚度，因性别、年龄、个体及部位而异，成年人平均厚度为 5mm，最厚处可达 1cm，而最薄处仅为 1～2mm。一般以颞区最薄。颅骨间以结缔组织紧密相连，极为牢固，运动度极小，属直接骨连结，称为缝（suture）。如顶骨之间的矢状缝（sagittal suture），额骨与顶骨间的冠状缝（coronal suture），顶骨与枕骨间的人字缝（lambdoid suture）。这些缝在新生儿时较宽，缝与缝交界处没有骨化，而由结缔组织膜所填充，称为囟（fontanel）。冠状缝与矢状缝之间叫前囟，又称额囟，呈菱形，最大，约在 1～2 岁时闭合。矢状缝与人字缝之间为后囟，又称枕囟，呈三角形，在出生后 3 个月左右闭合。

朱氏头皮针治疗区的位置，主要定位在冠状缝、矢状缝和人字缝的交接处与中心联线。"上焦区"和"腰区"位于以督脉为中线的冠矢缝（前囟）及冠人缝（后囟）的连结点。"下焦区"和"巅顶会阴足踝区"位于以督脉和足厥阴肝经上达巅顶处的交会点，亦是以百会为中心的诸经交会点。可见从中、西医学任何一方，都能解释其治疗区的效应，因为，这里集中了颅骨板缝和经络系统的双重作用。

三、脑的解剖生理

中枢神经系统包括脑和脊髓两大部分。脑是人类高级神经思维、意识、情感、活动的中枢，也是人体各系统适应外界环境的最高调节中枢。脑分为大脑、间脑、脑干（中脑、脑桥、延髓）及小脑几部分。颅内结构以小脑幕（tentorium cerebelli）为界可以分为幕上和幕下两部分。幕下的结构主要为小脑和脑干；幕上结构主要有大脑和间脑。幕上结构和幕下结构在小脑幕孔部位相连接，脑和脊髓在枕骨大孔处相续。

（一）大脑的解剖生理

大脑（cerebrum）由两个结构大致对称的半球组成，通过胼胝体（corpus callosum）相连结。半球表面为一层灰质，称大脑皮质（cerebral cortex），皮质之下为白质，白质深部是另一组灰质的基底节（basil ganglia）。

灰质由神经元、神经胶质细胞、毛细血管组成，因为神经元的细胞体与毛细血管而呈现灰色。结构上以脑裂（fissures）、脑沟（sulci）为界，分成脑回（gyri）和脑叶（额叶、顶叶、颞叶、枕叶），含有超过500亿个神经元，是中枢神经系统对信息进行深入处理的部位，为人体所有认知与行为功能支配的核心所在。功能上分成运动皮质（motor cortex）、感觉皮质（sensory cortex）及联络皮质（associative cortex）。联络皮质占了很大比例，以往曾被视作"静区"，目前认为与高级神经活动密切相关。两侧大脑半球的认知功能并不完全一致，称半球优势。一般来说，左半球控制右边躯体的功能，以及语言、逻辑分析的能力，而右半球控制左边躯体的功能，以及直觉、图像处理、空间、抽象思维能力。

白质由神经元的轴突（神经纤维）集聚而成，外面包覆着白色的髓鞘。本身不具有处理信息的功能，仅仅在不同灰质之间或者灰质与外周器官之间传递信息。可分为三类：

● 同侧半球内脑叶之间的连接纤维，称为"联络纤维（associative fibers）"（前后连接）。

● 两侧半球的连接纤维，称为"连合纤维（commissural fibers）"（左右连接）。

● 连接大脑皮质与皮质下结构（包括基底核、间脑、脑干、小脑、脊髓），称为"投射纤维（projection fibers）"（上下连接）。

大脑的病变可以是广泛性，亦可以是局限性。大脑广泛性病变产生头痛、昏迷、谵妄、全身抽搐和痴呆等症。局限性病变产生局部缺损神经所控制的相应部位的神经功能障碍。不同的脑叶受损后，所出现的症状不一，其治法亦有不同，详细内容请参阅神经系统章节。

（二）间脑的解剖生理

间脑（diencephalon）位于两侧大脑半球之间，为中脑向首端的延续。除腹侧面外，几乎完全为大脑半球所遮盖，并与其紧密连接。脑底面，前方以视交叉（optic chiasm）、视束（optic tract）与大脑半球为界。位于大脑正中、呈裂隙状的第三脑室（third ventricle），将间脑分隔为对称的左、右两半，它以室间孔与大脑半球内的侧脑室（lateral ventricle）相通，尾端经大脑导水管（aqueduct）与第四脑室（fourth ventricle）相通。

间脑在解剖上可分为丘脑（thalamus）、底丘脑（subthalamus）、上丘脑（epithalamus）和下丘脑（hypothalamus）四个部分：

1. 丘脑　占间脑的4/5。人体内外环境所产生的一切感觉，包括一般感觉、本体感觉、特殊感觉（嗅觉除外），都通过丘脑，再投射到大脑，故有皮质下最高感觉中枢之称。它是辨认感觉性质、定位，以及对感觉刺激作出情感反应的重要神经结构。中风患者出现的中枢性疼痛，主要来自丘脑的损害。同时，丘脑与精神情志的改变有关，如痛苦、欣快、愉悦、不欢等。

2. 底丘脑　位于间脑和中脑被盖的过渡区域，内含丘脑底核（subthalamus nucleus）及部分黑质（substantia nigra）、红核（red nucleus），与纹状体（striatum）有密切联系，属锥体外系（extrapyramidal system）的重要结构。

3. 上丘脑　位于第三脑室顶部的周围，是松果体（pineal body）的所在位置。

4. 下丘脑　是脑最古老结构之一，大小仅为全脑的0.3%左右，重量只有4g左右。但其在人体的地位却极为重要，是自主神经皮质下的最高中枢；边缘系统（limbic system）、网状结构（reticular formation）的重要联系点；由内脏、脊髓和脑干传入的各种信息，都经过它，再反馈到大脑皮质。同时，它又接受来自丘脑与边缘系统的情感信息，作出反应。下丘脑亦是内分泌系统的中心，它把神经调节和体液调节融为一体，是内分泌系统三大轴线的最高点。下丘脑又是血脑屏障最薄弱的部位（渗透性相对较高），有些释放因子和神经介质，如雌二醇（estradiol）、多巴胺（dopamine）等可由此进入血液至体循环而发生作用。下丘脑之视交叉上核（suprachiasmatic neclesus）是人类昼夜节律（circadian rhythms）的生物钟；一句话，下丘脑在维持人体自身稳定，整体调节功能中起关键作用，例如调节水电解质平衡、摄食、生殖、体温、内分泌及免疫反应等各种基础活动。可以这样认为，一切生物体，包括人类的经络网络系统中心，或谓经络现象的起始点就在下丘脑。因为所有生命体，都具有经络现象。

（三）脑干的解剖生理

脑干自上而下包括：中脑（midbrain）、脑桥（pons）、延髓（medulla）三部分。自第3对至第12对脑神经核均集中于此。脑干基本上参与中枢神经系统所有重要功能活动，维持人的意识状态（清醒和睡眠的节律交替），控制人体运动和感觉功能，以及调节内脏的正常功能活动。

其中，中脑主要接受视觉传入，支配眼球运动，参与瞳孔反射和锥体外系的运动控制。脑桥接受头面部感觉、听觉和前庭觉的传入，支配口面部肌肉和眼外直肌的运动。延髓是维持人体正常呼吸、循环功能的重要位置，是人体的生命中枢。它还接受味觉和各内脏感觉的传入，参与调节内脏运动与唾液腺的分泌，支配咽、喉、舌肌的运动。

同时，脑干网状结构接受全身各处和中枢神经系统各部位传来的信息，又将各方信息，直接或间接反馈、作用于脊髓和大脑皮质的各个部位。

当颅脑损伤发生昏迷，在抢救过程中，间脑与中脑平面，是判断生死的交界线。若发现原先固定的眼球开始转动，出现瞳孔反射，则有生还的希望。若转为眼球固定，瞳孔扩大，昏迷加深，则表明损伤向脑桥、延髓方向扩散，生还的希望不大。

（四）小脑的解剖生理

小脑位于后颅凹内，在天幕之下，脑桥和延髓的背侧。其主要功能为保持躯体平衡、调节肌张力和协调个体运动时，不同肌肉收缩的顺序、及时性和力量。并保证机体随意运动功能的存在与进行。

四、中医学对脑的认识

古人称脑为髓海，指颅腔中的髓质，下通脊髓。通过解剖，脑的位置与大小已知。"脑为髓之海，其输上在于其盖，下至风府"（《灵枢·海论》），相当于从顶盖至枕骨大孔与第1颈椎之间凹陷处。也认识到在孕育的很早阶段，脑髓已经产生。《灵枢·经脉》："人始生，先成精，精成而脑髓生。"《灵枢·五癃津液别》甚至提到脑脊髓液之循环："五谷之津液，和合而为膏者，内渗入于骨空，补益脑髓，而下流于阴股。"可见中医学的脑与现代解剖学的脑是同一个器官。

《素问·五脏别论》将脑列为"奇恒之府"："脑髓骨脉胆女子胞，此六者，地气之所生也，皆藏于阴而象于地，故藏而不泻，名曰奇恒之府。"并且观察到眼睛与脑连接，为现代所称之视神经是也。《灵枢·大惑论》："五脏六腑之精气，皆上注于目而为之精。精之窠为眼，骨之精为瞳子，筋之精为黑眼，血之精为络，其窠气之精为白眼，肌肉之精为约束，裹撷筋骨血气之精而与脉并为系，上属于脑，后出于项中。"

脑与多条经络有关系，计有督脉、足少阴肾经、足太阳膀胱经、手少阳三焦经、足阳明胃经、足厥阴肝经。又如足少阳胆经，"起于目锐眦……其支者，别锐眦，由目系入脑"；手少阴心经，"其支者，从心系上挟咽，系目系"；足厥阴肝经，"循咽喉之后，上入颃颡，连目系"。

对于脑的生理功能及病理表现，《灵枢·海论》提到："髓海有余，则轻劲多力,自过其度;髓海不足,则脑转耳鸣,胫酸眩冒,目无所见,懈怠安卧。"《素问·脉要精微论》又称:"头者,精明之府。头倾视深,精神将夺矣。"头部低垂,目陷无光者,必然提示精神不振,脑衰竭。

《黄帝内经》以后,更多人认识到脑与神志活动的关系。明代李时珍称"脑为元神之府"。清代王清任在《医林改错》中的观点与现代的解剖生理学更接近:"灵机记性在脑者,因饮食生气血,长肌肉,精汁之清者,化而为髓,由脊骨上行入脑,名曰脑髓。盛脑髓者,名曰髓海。其上之骨,名曰天灵盖。两耳通脑,所听之声归于脑……两目系如线,长于脑,所见之物归于脑……鼻通于脑,所闻香臭归于脑。"

五、脑与五脏的关系

中医学与西医学在脑方面最大的分歧是:现代科学家已公认脑是人类生命活动的主宰,是调节人体各部分各功能的最高指挥。无论是意识、感觉、运动、认知、情绪、语言、记忆、思维、学习、创造等,无一不受脑的控制。然而,中医学自古以来,一直认为心是君主之官,是心主神明。《素问·灵兰秘典论》:"心者,君主之官,神明出焉。"《灵枢·大惑论》:"心者,五脏六腑之大主也,精神之所舍也。"

笔者认为,心主神明并无谬误。因为:

1. 脑本身不能单独存在,它必须由心提供血氧和营气。脑缺氧缺血 4～6 分钟即可导致昏迷甚至死亡。

2. 数千年的临床实践证明,中医养心安神的治疗原则是有效的,如天王补心丸可以治疗失眠、善忘、焦虑等。

3. 近年来,越来越多的临床研究发现,充血性心力衰竭与认知功能障碍有密切关系。

4. 不少患者在换心手术后,性情、行为、爱好会改变。最有名的 1 例是美国 Claire Sylvia 女士,她写的书《心的改变》记述她追查捐赠给自己的心脏的来历,发现自己手术后的改变,完全吻合捐心人的生前习惯。

5. 所有的人类,不管是哪一个民族,哪一种文化背景,都用心来表达感情和思维,在日常生活的语言中有很大的共通性。例如,伤心(broken heart)、从心底发出(from the bottom of my heart)、全心(with all my heart)、从心所欲(follow your heart)等。在中国字里,凡是有关于思想和情感的,如意、志、思、爱、怨、怒、愁、忍、悲、忧、虑、忘,都有一个"心"嵌在其中。

6. 中医学的"心",不能理解为单纯的"心脏"。在中医藏象理论中,五脏是指统筹全身生理及心理功能的五大系统,以"心、肝、脾、肺、肾"称之，虽与解剖学上之"心脏、肝脏、脾脏、肺脏、肾脏"同名，其实内涵广泛得多。中医之五脏除了包括解剖学上的器官外，还包括了循环系统、运动系统、五官系统、内分泌系统、免疫系统、神经系统、精神系统等多个系统的功能。这些众多系统的功能，并非由单一个脏负责，而是分属五脏，如表3-12所示。

表3-12   五脏与生理系统的关系

	心	肝	脾	肺	肾
循环系统	主血（血液的泵动）	藏血	统血，生化气血	朝百脉	精生血（骨髓中有造血干细胞）
消化系统	与小肠为表里	主疏泄	主水谷运化	与大肠为表里	主水
呼吸系统	血为气之母	调气	化气	主气，司呼吸	纳气、温气
运动系统	君火提供动力	主筋	主四肢肌肉	主皮	主骨
生殖系统	心动则相火亦动，动则精自走（启动性欲）	使任冲血脉充盛，主宗筋	以后天之本充养先天之精	金生水	藏精，先天之本；肾气盛……故能有子
神经系统	藏神	藏魂	藏意	藏魄	藏志
五官	开窍于舌	开窍于目	开窍于口	开窍于鼻	开窍于耳

随着现代科学的发展，越来越多的中医理论得到了印证。以五官系统为例：肺与脾分别代表整个呼吸系统及消化系统，其开窍于鼻与开窍于口是显而易见的。至于肝与目、肾与耳的关系，可以从生物化学及基因学上获得解释。

肝开窍于目：视网膜上锥细胞和杆细胞的感光器，均由维生素A醛和视蛋白（opsin）结合而成。而肝脏是维生素A代谢及储存的主要器官，故肝与目有直接关系。

肾开窍于耳：肾与耳朵的密切关系，在两千多年前的中医学已经非常明确了。《灵枢·五阅五使》谓："耳者，肾之官也。"《灵枢·脉度》："肾气通于耳，肾和则耳能闻五音矣。"《灵枢·本脏》："肾小则脏安难伤，肾大则善病腰痛，不可以俯仰，易伤以邪；肾高则苦背膂痛，不可以俯仰；肾下则腰尻痛，不可以俯仰，为狐疝；肾坚则不病腰背痛，肾脆则善病消瘅易伤；肾端正则和利难伤，肾偏倾则苦腰尻痛也……耳高者，肾高；耳后陷者，肾下……耳薄不坚者，肾脆；耳好前居牙车者，肾端正；耳偏高者，肾偏倾也。"而西医学直到 1946 年才由 Edith Potter 第一次报道耳朵异常与肾脏异常的联系，包括 Townes-Brocks 综合征、鳃-耳-肾综合征等，而且某些药物如庆大霉素会对耳和肾同时产生毒性伤害。

在藏象理论的指导下得知，心不仅主管循环系统，还主管神经系统。可以说：脑的功能，分属五脏司理，而由心为统领。脑与五脏的关系可以用图 3-21 阐明，中心的圆代表脑，周围的圆代表五脏，每一脏与脑有相印之处。

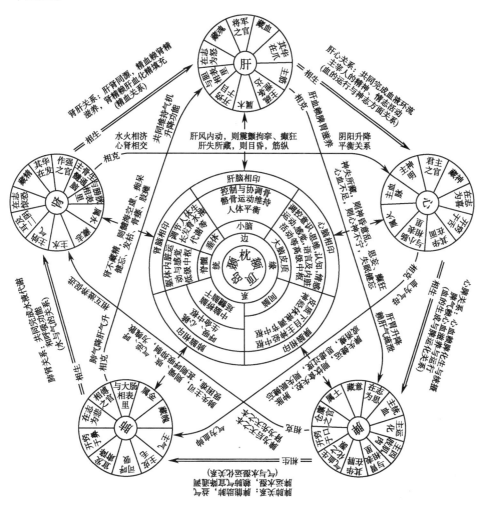

图 3-21　脑与五脏关系图

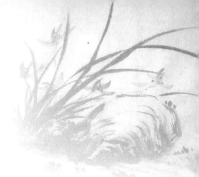

第四章

朱氏头皮针的操作技巧

第一节 操作基础知识

针灸医学是当今人类医学中，最古老而又最现代的全科医学。它不但具有完整而系统的理论基础，还有精巧、繁复和高超的操作技术。几千年的临床经验积累，突显出针灸医学的实用性、广泛性、国际性、科学性（可重复性）。要成为一名好的针灸医学工作者、首先要具备中医学与西医学知识。在此基础上，再熟练掌握针刺操作技巧，经过不断的学习—了解—学习—熟悉—学习—应用—学习—提高，才能得心应手。正所谓："不经一番寒彻骨，哪得梅花扑鼻香。"

本章介绍朱氏头皮针的具体操作技巧。

一、针　　具

应用专用朱氏头皮针，针身柔细，柄短，便于进针、行针和留针。一般常用规格为：粗 32～38 号，长 0.5 寸、0.8 寸和 1.2 寸（0.16mm×18mm、0.20mm×20mm、0.22mm×30mm）。

对慢性久病，神志昏迷，意识不清，或实热之证则可选用 28～30 号 1.5 寸之毫针。

二、体　　位

患者一般采用坐位，也可采用立位。若患者体弱，全身瘫痪或昏迷，则可采用卧位。在坐位、立位时，医者必须站在患者正前方，面向患者，以便于正确定位，且方便操作与导引。

三、消　　毒

施术前，一般要求受术者的头皮清洗干净，以免感染。施术部位可先用

2%碘酒拭擦，再以酒精棉球将碘酒拭净后进行针刺。或者单纯用75%酒精棉球拭擦。医者的手指应在施术前用肥皂水洗擦干净，或用酒精棉球拭擦后，方可持针操作。

四、进　针

进针前，先令患者正坐，自然放松。医师以一手持针（称刺手），双肩自然下垂，面对患者站立，先深吸一口气，同时，用意念将气贯注到刺手，以另一手（称押手）食指端按在穴位旁。刺手持针，紧靠押手的指甲将针刺入，此谓之"带气进针"，也就是集中精神，全神贯注，运气至手指，微捻微插，迅速穿透头皮前三层。进针时应避免刺入头皮敏感点和血管，以减少疼痛。

五、针刺的角度和深度

在头皮针操作过程中，正确掌握针刺的角度和深度至关重要。因为，头皮的厚度，成年人仅为2mm（0.2cm）左右。头皮由皮肤、皮下组织（头皮浅筋膜）、帽状腱膜及颅顶肌、帽状腱膜下疏松结缔组织和颅骨外膜等5层组成。前三层紧密相连，不易分开，临床上视为一层，因此，若针刺角度过小，将针体刺入该三层中，不但患者感觉疼痛，而且，由于这三层结构致密，针体进入后，指下感觉十分重滞紧涩，造成行针困难，会影响疗效。反之，若针刺角度过大，容易刺到骨膜，引起疼痛。所以，唯有针刺到第4层才是适宜的。第4层是帽状腱膜下层，是一层疏松的结缔组织。针体在这一层中，指下不紧不松，有吸针感，不仅可运针自如，增强针感，而且可减少疼痛感觉，提高疗效。为了达到帽状腱膜下层，针刺角度必须与头皮呈15°~30°角（图4-1）。

对于婴幼儿，头皮针不在禁忌之列，但不宜太深，只需用0.5寸毫针在选定的治疗区上轻轻点刺即可。但需避开未闭合的囟门，以免损伤颅脑组织。

六、针刺的位置、针向与数量

头皮针的治疗区，是以3个不同人体的压缩影像为基础制定的。其针治的范围是"面"，不是点或线。而且，每个治疗区面积内，都包含由表及里的人体组织，如皮、肉、筋、脉、骨，以及相应部位的脏腑。因此，治疗的靶点决定于每一针在治疗区的位置、方向及在一个区内应该施放的针数。可遵循下列原则。

原则1　每一个治疗区可看做是身体某一部分，或某一脏腑器官的缩影。病灶在缩影中相对的部位就是下针的地方。

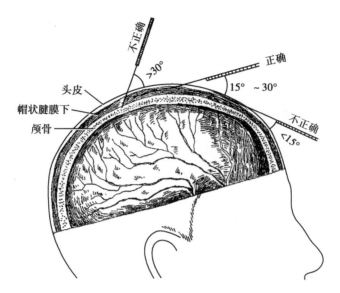

图 4-1 头皮针刺的角度与深度

原则 2 如果治疗区分左右两部而病灶只在一边的时候，医者只针刺一侧。凡颈以上的疾病，取与病位同侧的治疗区，称为同侧刺；凡颈以下的疾病，则应用古代"缪刺法"的原理，取病位对侧的治疗区，又称"交叉刺"。例如，左侧周围性面神经瘫痪，可取左侧的"额颞区"治疗；左侧坐骨神经痛，则取右侧的"下肢区"治疗。

原则 3 针向病所。病位在阴，针尖向阴；病位在阳，针尖向阳。

原则 4 如果针从多个方向都可以指向病所的话，医者可以随便选择一个方向，主要决定于患者的体位和医者用右手或左手的习惯，以方便运针为准。一般宜在两侧膀胱经线以内。

原则 5 按病情的需要，可以在同一治疗区内放置多针，以提高疗效。多针刺的相对位置主要是参考传统的刺法，再根据头皮针的特点，而成为朱氏头皮针的特殊刺法，包括"对刺法"、"齐刺法"、"接力刺法"、"交叉刺法"、"排刺法"等。

原则 6 至于用针数目，需依照疾病的情况而定，一般而言，每次治疗以2 ~ 20 支不等。

七、得　气

得气，是针刺感应的一种现象，是针刺取效的重要因素。与体针不同的是，头皮针的得气不以患者感觉为准，而是以患者症状有无改善为指标。具体内容见第三节。

八、带气运针

进针后，为取得"实时疗效"、"延续疗效"与"积累疗效"，使效果能由量变转化到质变，必须做到"带气进针"、"留针守气"和"运针行气"。所以，一般在留针过程中，均需要带气运针 3 ~ 5 次。目的为保持一定的刺激量，以维持或增强疗效。

带气运针，即医师集中注意力，以意念将全身之气灌注到运针的手指上，用力进行小幅度提插动作，不可以把针压弯。每一针的运针时间大约在 1 ~ 2 分钟内。患者待在诊所期间，医师须带气运针 2 ~ 4 次，患者临走时做最后 1 次。

在运针的同时，要配合导引吐纳，以引导气至病所，而改善症状。对急、危、重症，久病和疑难病者，需运针次数多些、时间久些。具体情况要根据病情确定。要求达到"针到、意到、气到、导引到、效果到"五到的效应。

九、留针守气

当带气运针取得一定效果后，随即留针守气，是加强针刺持续效应和巩固疗效的一种方法。头皮针的留针与体针不同，时间可长达 2 ~ 48 小时。一般留针时间越长，针刺效果越好，但必须考虑安全及头皮的清洁。留针期间，要求患者没有任何不适感，不感觉酸麻胀痛。患者可以轻松做日常活动、工作和医师嘱咐的导引运动。暴露在头皮外的针柄不要受到外物的压迫和碰撞，以免弯针；不适宜做球类运动或游泳。对精神病、癫痫患者及婴幼儿患者，不留针或留针时间在 4 ~ 8 小时，而且不留针过夜。

十、出　　针

出针前，如医师在场的话，宜再行运针 1 次并配合导引。出针时，以押手用干棉球按住针孔下的皮肤，刺手持针慢慢提至皮下，然后将针拔出。再检查一下有没有出血，若有出血，应继续用干棉球按压针孔，直至血止。最后核对一下针数，以防将针遗漏在头皮上，造成意外。

十一、间隔与疗程

所有的医疗手段，无论是药物，体针或头皮针，都不是一劳永逸。其作用一般只维持一段时间，就慢慢减退。头皮针的效力约 48 ~ 72 小时。因此，要重复针刺才可以累积和巩固效果，直到痊愈。针治的时间间隔和疗程尤为重要。

对一般慢性病的治疗，可每周针刺 2~3 次，以 15 次为 1 个疗程。间隔休息 7~10 天后，继续进行第 2 个疗程的治疗。适合于常见的慢性病，如慢性痛症、失眠、老年人痴呆等。

对急性病的治疗，要求在短时间内控制病情。每日针刺 1 次或以上，治疗时间要长，一边频繁运针，一边密切观察病况。在病情好转后，可改为隔日治疗 1 次。疗程可根据病情灵活掌握，连续 3~10 次不等。如急性中风偏瘫，可以 10 次为 1 个疗程；如发热、急性腹泻、剧烈疼痛、急性泌尿系感染，则可以 3~5 次为 1 个疗程。

十二、头皮针禁忌与意外处理

（一）禁忌

1. 小儿囟门未合时，"上焦区"及未闭合处不宜针刺。

2. 头颅手术后，未修补颅骨的缺损部位，不宜针刺。头皮有瘢痕肿瘤的局部，不宜针刺。

3. 头皮有严重感染、溃疡和创伤的局部，不宜针刺。

4. 有习惯性流产史的孕妇，或有严重高血压者应慎用，更不宜应用重刺激手法。

（二）意外与处理

针前应该向患者解释，头皮针只是在头皮内浅刺，绝不会透过颅骨刺入大脑，是最安全的针刺方法。一定要解除患者不必要的思想顾虑和紧张情绪。

1. 头皮针疗法一般不会出现意外事故。但一些患者因体质虚弱，或过于饥饿、疲劳、精神过度紧张和害怕心理，或因剧烈的疼痛刺激，偶尔也可出现晕针现象，但症状一般很轻。晕针的主要症状是：患者感觉头晕，眼花，恶心，脸色和唇色发白等；严重者可出现血压下降，四肢厥冷，汗出，脉象微弱等。处理方法：可让患者平卧，双腿垫高，把头皮针退出少许，多能立即消除症状。必要时，可针"巅顶会阴足踝区"、"头面区"，使用"进气法"，即可逐步恢复，通常不需要抗休克治疗。容易晕针者宜用卧位针刺。

2. 留针时，如患者感觉头皮板紧不适、疼痛，甚而牵连至面部、牙关等，应将针体做适当调整，一般只需将头皮针稍微提出一点，即能解除。

3. 有中风病史者，须在治疗前检查血压和全身情况，进行中风预测，认定近期内无再次发作可能后，才进行适当的针刺，在配合导引时亦须掌握运动量，针刺手法亦不宜过重。

第二节　朱氏头皮针特殊操作技巧

一、特殊针法

气有正、邪之分和阴阳、虚实之别。故善用针者，须先了解正气与邪气的相对实力，以及阴阳失调的程度，然后用适当的针法、刺法，补虚泻实，扶正祛邪。《灵枢·根结》："用针之要，在于知调阴与阳，调阴与阳，精气乃光，合形与气，使神内藏。"又谓："有余者泻之，不足者补之。"《灵枢·终始》："凡刺之道，气调而止……阴盛而阳虚，先补其阳，后泻其阴而和之；阴虚而阳盛，先补其阴，后泻其阳而和之。"

自《黄帝内经》以来，对针具、针法、刺法有很多研究和论述。朱氏头皮针的操作技巧是受到古典针刺法的启发，再通过临床实践而逐渐研创形成的。因此，在阐述朱氏头皮针的特殊针法之前，有必要先简略介绍部分传统针法。

（一）古典补泻手法是特殊针法的基础

表 4-1　传统基本手法

传统基本手法			
名称	作用	适用范围	操作
捻转法（图4-2）	运针得气	毫针运针及补泻手法的基础	拇、食、中指持针柄来回均匀搓动
提插法（图4-3）	运针得气	毫针运针及补泻手法的基础	针体在所针穴位内上下运动（上为提、下为插）

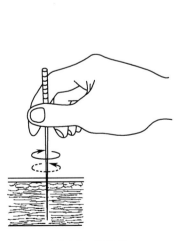

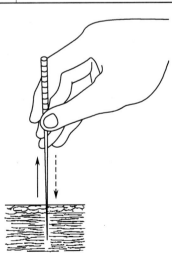

图 4-2　捻转法　　　　　　图 4-3　提插法

表4-2 传统单式补泻手法

传统单式补泻手法				
名称	作用	适用范围	操作	
			补法	泻法
徐疾法	调和阴阳，扶正祛邪	一切阴阳失调之症及虚、实、寒、热病	徐进疾出：分部进针慢，一次出针快	疾进徐出：一次进针快，分部出针慢
提插法	同上	同上	紧按慢提：用力插针，轻轻提针	紧提慢按：轻轻插针，用力提针
迎随法	疏调营卫，扶正祛邪	一切营卫不和、经脉壅滞之症	随：针尖顺经脉循行方向而刺	迎：针尖逆经脉循行方向而刺
捻转法	同上	同上	补：拇指向前，食指向后，针柄顺时针转	泻：拇指向后，食指向前，针柄逆时针转
呼吸法	扶正祛邪	多用于腹部针刺，且结合提插补泻	补：进针时呼气，出针时吸气，疾闭针孔	泻：进针时吸气，出针时呼气，不闭针孔
开合法	扶正祛邪	出针时需与其他方法同用	补：出针时疾闭针孔	泻：出针时摇大针孔，不闭其穴

（二）朱氏头皮针特殊针法的具体操作

"抽气法"和"进气法"是朱氏头皮针的特殊针法，其具体操作可借鉴"透天凉"的紧提慢按，"烧山火"的紧按慢提，以及明代汪机的"抽添法"。《针灸问对》曰："抽添，即提按出纳之状，抽者提而数拔也，添者按而数推也。"

1. 抽气法　刺手持毫针，与头皮呈15°角，押手轻轻按住针体与皮肤接触处，然后刺手运用指力，使针尖快速穿透皮肤，再将针缓缓进入帽状腱膜下层约0.5～1寸。待针下有"如鱼吞饵"的吸针感时，用意念将力集中于刺手的拇指、食指端，以爆发力向外紧提，每次至多提出1分许，相当于1粒芝麻至1粒米的横径距离。再将针体缓缓插至原位，如此反复多次，直至得气获效，留针守气。

表4-3 传统复式补泻手法

名称	作用	适用范围	组成	操作 补法	操作 泻法
烧山火（图4-4）	补阳祛寒（纯补）	一切虚寒（顽麻、痿痹）之症及阳气虚陷之疾	捻转、提插、九、六、徐疾、盘法	下针得气，分三部，提至天部，紧按慢提九阳数。再至人部，紧按慢提九阳数。再至地部，同上法，称为一度。可重复进行，至产生热感后出针，疾闭其孔。可配合拇指向前，捻转补法。 不分层次，不计次数，紧按慢提至针下有热感	
透天凉（图4-5）	泻热祛邪（纯泻）	阳元热盛之症肌热骨蒸	捻转、提插、九、六、徐疾、盘法		分三部，下针地部，得气，紧提慢按六阴数，退针人部，同上，再退至天部，同上，称为一度。可重复施针，可配合拇指向后捻转泻法。 不分层次，不计次数，紧提慢按至针下有凉感
龙虎交战（图4-6）	调和阴阳，疏通经络，行气止痛	一切气血凝滞不行之症	捻转、提插、九、六、徐疾、盘法	下针得气，退至天部；先左盘一圈（结合捻针），紧提慢提；后右盘一圈（结合捻针），紧提慢提；再下针地部得气，可结合捻转	
阴中隐阳	补泻兼施，先热后寒	实中夹虚，先热后寒之症	捻转、提插、九、六、徐疾、盘法	分二部，先在地部行紧按慢提，六阴数，再退至天部，行紧提慢提，九阳数，可结合捻转	患者有先凉后热的感觉
阳中隐阴	补泻兼施，先寒后泻	虚中夹实，先寒后热之症	捻转、提插、九、六、徐疾、盘法	分二部，先在天部行紧按慢提，九阳数，再进入地部，行紧提慢按，六阴数，可结合捻转	患者有先热后凉的感觉

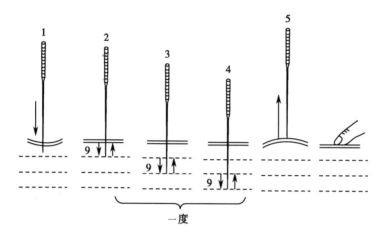

图4-4 烧山火

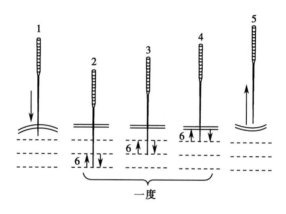

图4-5 透天凉

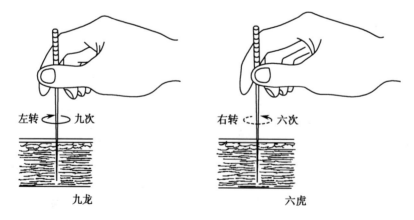

图4-6 龙虎交战

2. 进气法　刺手持毫针，与头皮呈15°角，押手轻轻按住针体与皮肤接触处，然后刺手运用指力，使针尖快速穿透皮肤，再将针缓缓进入帽状腱膜下层约0.5～1寸。待针下有"如鱼吞饵"的吸针感时，用意念将力集中于刺手的拇指、食指端，以爆发力向内紧按，每次至多插入1分许。再将针体缓缓提至原位，如此反复多次，直至得气获效，留针守气。

（三）抽气法和进气法的特点

抽气法和进气法是一种复式补泻手法，属提插补泻法的范畴。抽气法为泻，进气法为补。其特点在于力度的要求，就是说，医师必须用意念将全身的气汇聚于刺手拇、食、中三指指端，以爆发力紧提或重按。用力虽猛，但幅度极小，每次提或按，不能超过1分许。若手法熟练，甚至看不出针体有任何出入。

这种特殊手法，要求对患者不产生痛楚，尤其在留针时，要没有任何不舒服的感觉，具有安全、痛微、效捷的优点。特别适宜于各种急性病证和痛证，也有利于小儿、年老体衰及气血虚弱的患者。

在施行头皮针手法之前，必须先辨别寒、热、虚、实，来确定用进气法去补，还是抽气法去泻。此外，还要决定刺激的轻重。一般可分为轻、中、重三级。如果用一把尺，以刻度1～5来标示的话，1～2为轻刺激，3为中刺激，4～5为重刺激。轻刺激有放松、压抑的作用，相反的，重刺激可以兴奋。要注意：补泻与轻重是不同的概念。补法可轻可重，泻法亦然。

二、特殊刺法

朱氏头皮针治疗区是一个面，不是点。可以使用一针或多针。用针的数目与布置也会影响疗效。为了加强针感，提高针效，我们对古典的五刺、九刺、十二刺进行探索，研发出以下适用于头皮针的特殊刺法。

1. 透刺法　透穴刺法出自元代王国瑞《扁鹊神应针灸玉龙经》，是把针从一腧穴透向另一个腧穴的方法。鉴于头皮质较薄，且是诸多经脉循行交会之所，因此，头皮针最宜应用透穴针刺。它不但可以一针多穴透刺，而且可以一针多经透刺。可以说，头皮针是透刺法运用的具体体现，亦是头皮针取得临床疗效的关键所在。

2. 对刺法　又分"前后对刺"与"上下对刺"。"前后对刺"（图4-7）一般应用于既有脏腑疾病，又有放射牵引痛者；如胃脘痛牵引至背部，以一针刺"中焦区"，另一针刺"背区"，标本兼治，属俞募配穴范畴；它是参考了《灵枢·官针》十二刺法之"偶刺"："偶刺者，以手直心若背，直痛所，一刺前，一刺后，以治心痹。"而"上下对刺"（图4-8）则应用于病情急，症状明显，局部病症较重的治疗区；如胆绞痛患者，可选左"上腹区"，一针针尖朝上，一针针尖朝下，在同一区内对刺，两针同时运针，取效佳而捷。

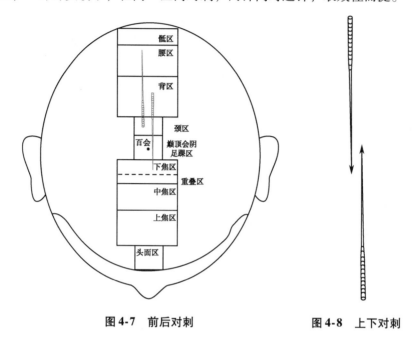

图4-7　前后对刺　　　　　　　　图4-8　上下对刺

3. 交叉刺法　又分"二针交叉刺"和"三针交叉刺"，适用于运动与感觉障碍同时存在的情况。"二针交叉刺"（图4-9）一般应用在"上肢区"，"三针交叉刺"（图4-10）则用于下肢，当双侧下肢的感觉、运动障碍同时存的时候，采用中间一针在督脉向"下焦区"透刺，两侧各用一针透过督脉，向对侧"下肢区"分别交叉刺一针。此法是参考了《灵枢·官针》："傍针刺者，直刺傍刺各一，以治留痹久居者也。"指正中刺一针，旁边斜刺一针的"傍针"刺法。应用在头皮针同一治疗区内，可加强针刺效应。斜刺一针的针尖方向与正中一针不同，可根据病位的阴阳，来决定斜刺一针的方向，以产生预期的针刺效应。

4. 接力刺法　是透穴法的延伸，一般应用在同一治疗区内而发病部位较多或较大，需要多针连接起来。如中风患者下肢偏瘫，在"下肢区"采用接力透刺才能收效（图4-11）。

5. 排刺法　这种刺法源于《黄帝内经》十二刺之一的齐刺（图4-12）。《灵枢·官针》："齐刺者，直入一，傍入二。"指正中刺一针，两旁各刺一针的刺法。此法应用于头皮针上，在同一区内三针并排而合刺（图4-13），既可加强针刺效应，又可兼顾阴阳两侧的病位。适用于病变部位广泛以及病变涉及两个脏腑以上者，通常在躯干部位应用，包括上中下三焦以及颈胸腰骶椎等部位。

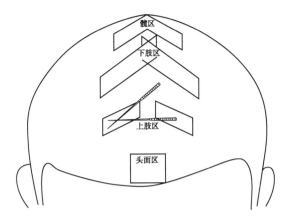

图 4-9 二针交叉刺

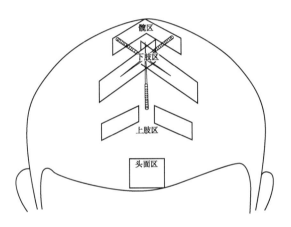

图 4-10 三针交叉刺

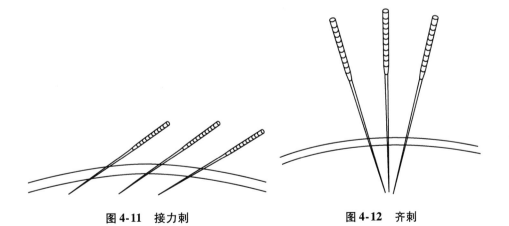

图 4-11 接力刺   图 4-12 齐刺

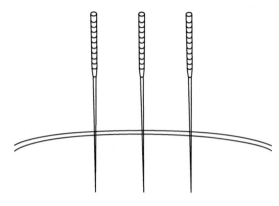

图4-13　排刺

6. 半刺法　半刺为《黄帝内经》五刺之一。《灵枢·官针》："半刺者，浅内而疾发针，无针伤肉，如拔毛状，以取皮气。"《灵枢·逆顺肥瘦》："婴儿者，其肉脆，血少气弱，刺此者，以毫针，浅刺而疾发针，日再可也。"本法指的是浅刺皮肤，不留针，快速出针的刺法，刺时不伤肌肉，好似拔去毫毛样感觉。应用于头皮针时，适用于婴幼儿的治疗。

7. 缪刺法　缪刺法是《黄帝内经》中刺法的一种，又称交经缪刺。《素问·缪刺论》："夫邪客大络者，左注右，右注左，上下左右与经相干，而布于四末，其气无常处，不入于经俞，命曰缪刺。"主要是邪客于左，病在右，取之左；邪客于右，病在左，取之右。为一种左病取右，右病取左的交叉刺法。缪刺法应用于头皮针，对颈项以上的病变，针刺患侧；颈项以下的病变，针刺对侧。与现代解剖生理"锥体交叉"的认识是相一致的。属头皮针常用的刺法。

第三节　头皮针针刺感应与疗效

得气，是针刺感应的一种现象，是针刺取效的重要因素。《灵枢·九针十二原》认为："刺之要，气至而有效。效之信，若风之吹云，明乎若见苍天，刺之道毕矣。"意思是说，针刺的关键是得气，只有得气才能取得效果。疗效显著的，好像风吹云散，重见晴天，这就是针刺治病的道理。

一、得气的标志

一般来说，体针的得气表现在两个方面：一是患者的感受，针刺后酸、麻、胀、重等，皆是得气之征；二是术者的感受，即《标幽赋》所描述的"气之至也，如鱼吞钩饵之沉浮；气未至也，如闲处幽堂之深邃。"而朱氏头皮针的得气要求稍有不同：患者没有任何不适的感觉，而以术者在运针时，针下有"如鱼吞饵"的吸针感为准。若指下空空，如插入豆腐之中；或针下紧涩阻滞，患者亦感头部紧滞不适，或重胀疼痛，均为不得气，亦难取得疗效。必须予以纠正，至患者无不适，术者指下有吸针感，方予运气行针，配合导引，取得一定效果而留针。

由此可知，患者的症状缓解或有不同程度的改善，才是头皮针得气的标志。换言之，没有"实时疗效"就表示不得气。尤其是处理急、危、重症时，更要求一定要"得气"。这是学习朱氏头皮针的基本条件，也是朱氏头皮针受欢迎的原因。

二、影响得气的主要因素

得气是取得临床疗效的先决条件。临床上，影响得气的原因，主要是针刺的角度、深浅，运针的方法、力度以及患者的精神状态。

若遇到得气较慢，甚或不得气的情况时，就要从以下几个方面分析经气不至的原因。

1. 检查选配的治疗区是否准确，针刺部位和针尖方向是否针对病位　如果针尖方向不正确，则不必出针，而只需借鉴"苍龟探穴"法，将针尖抽至皮下，然后改变方向刺入，直至得气有效为止，这样，可以避免重复进针，以减少患者痛苦。

2. 检查针刺深度是否正确　针体应该在头皮帽状腱膜下层运行。若针下紧涩，且患者疼痛不已，则可能进针太浅，或刺到血管壁；若感觉针尖触及坚硬骨质，患者又觉刺痛，则可能是针尖刺到骨膜。碰到上述情况的时候，应该把针退出少许，或更换针向，或出针后另行再针。

3. 分析针刺操作方法是否正确，刺激量是否适度　针对患者的体质和疾病的性质，如刺激量不够固然不易得气，刺激量太过也会由兴奋转化为抑制。

4. 最重要的是，术者的精气神是否充足，术者和患者是否都把意念集中在患部。

5. 还有一种情况是，在初针时不得气，可采取留针候气的方法，在留针一段时间后再次运针，促使气至。对此，张景岳做了详细地说明："所谓候气者，必使患者精神已潮，而后可入针；针既入矣，又必使患者精神宁定，而后可行气。若气不潮针，则轻滑不知疼痛，如插豆腐，未可刺也。必候神气既至，针下紧涩，便可依法施用。入针后轻浮虚滑迟慢，如闲居静室，寂然无闻者，乃气之未到；入针后沉重涩滞紧实，如鱼吞钩，或沉或浮而动者，乃气之已来。"

6. 若以上因素都不是不得气的原因，则要看患者的素体气血如何。若脏腑功能衰退，气血败竭，则不仅不能得气，而且预后也差。对于这种情况，当先考虑恢复正气，或采用综合疗法治疗为妥。

三、决定疗效的主要因素

临床疗效是针灸医学的灵魂。得气是取得临床疗效的先决条件，但不是唯一条件。朱氏头皮针强调"五到"而以"效果到"为目的。根据我们临床实践体会，有如下几方面会影响疗效：①宏观辨证与微观辨病相结合的正确诊断；②选配穴区恰当；③操作手法合适；④导引吐纳配合适宜；⑤留针与运针适时。分析如下：

1. 诊断是否正确　医师应根据诊断来厘定治疗手段。如果诊断错误，后面的选区、操作、导引、留针等都是枉然。

2. 选配治疗区是否恰当　每一个治疗区都有其特定的起止、长度和所主病候。因此，治疗时首先要选区得当，继以准确掌握针刺部位和针尖方向。

3. 操作手法是否合适　必须先辨证，根据患者的气血盛衰，然后遵循"盛则泻之，虚则补之"的法则，采取正确的补泻手法。虚实夹杂而虚多于实，先补后泻；实多于虚，则先泻后补。虚实不明显但有症状的时候，仍当实证处理，用抽气法。

4. 刺激量是否正确掌握　行针者在施行补泻手法时，还必须根据机体对针刺所获得的不同效应，具体决定运针时的刺激量大小。《针灸甲乙经》："凡刺之理，补泻无过其度。"这是掌握刺激量大小的准则。运针时，患者获得了最佳效应，则表明所施行的刺激量适度。所谓适度的刺激量，在不同的机体状态下，可能是轻刺激，也可能是重刺激。例如：患者肢体麻木无力，必须用重刺激；患者失眠烦躁，适宜采用镇静的轻刺激，若用重刺激，则效果必然适得其反。

5. 运针的时间是否足够　如患者已得气获效，说明行针时间已经足够。若症状丝毫不变，则术者不能轻易放弃运针，要坚持做到"不见效，不撒手"。

6. 是否配合适当的导引吐纳　在行针时，配合导引吐纳是头皮针的治疗特点之一，也是得气的诀窍之一。若只有行针，而不配合导引吐纳，首先是不容易激发经气和引导经气至患部；甚至已经得气，取得了实时疗效，如果没有导引吐纳的配合，也难以巩固疗效。

在配合导引吐纳时，要注意：导引配合的动作要适宜，一般要求在术者指导下进行，不要由患者任意活动。其次导引吐纳的时间要贯穿，在行针和留针期间，都应配合导引吐纳。我们强调头皮针的患者体位为坐位或立位，就是为了便于行针和导引吐纳。至于导引吐纳的运动量，要视患者体质和疾病性质而定，一些急症、痛证和退行性病变，导引吐纳量可相对大些，一些内脏疾病和不宜活动的疾病，导引吐纳量可相对小些。导引吐纳训练的时间，初起稍短，以便逐步适应，渐可延长。体质弱、久病者，可少量多次。新病、体强者每次时间可偏长一些。总体而言，要求微汗、不太疲劳为度。

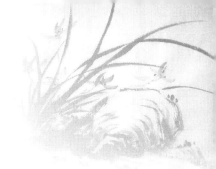

第五章

精 气 神 意

"精、气、神"，俗称人之三宝，其实也是所有生命体（包括动植物）的三宝。唯有加上"意"，才能真正体现出精、气、神与"人"的生命活动的含义。精与气是人体的精微物质及功能，而神与意是精神、思维活动的外在表现，它们的关系极为密切。精是基础，气是动力，意是主导，神是外在表现。朱氏头皮针提倡"精宜蓄，气宜和，神宜敛，意宜静"。

第一节　精宜蓄、宜藏

一、精之概念

精主要有精、津、液三部分，遍布于人体的所有组织之中，起着濡养、滋润、维系生命现象和繁衍后代的作用。由于它们分布部位与作用的不同，而有不同的名称。如精液、血液、淋巴液、组织液、唾液、脑脊液、脊髓、骨髓、关节液等，还有组成人体不可缺少的水分。中医学将上述物质统称为精，并有先天之精和后天之精之分。

《灵枢·本神》曰："故生之来谓之精。"意指先天之精是生命的起源物质，禀受于父母交合之精。因为来自父母阴阳之合，故精含阴阳，藏于肾。肾阳（又称命门之火）化成气，肾阴化成形。《灵枢·决气》也指出："两神相搏，合而成形，常先身生，是谓精。"《灵枢·经脉》更是具体地描述了人身的形成顺序，"人始生，先成精，精成而脑髓生，骨为干，脉为营，筋为刚，肉为墙，皮肤坚而毛发长。"这说明人体孕育过程在母体的阶段，最先生成的就是精，也就是形成胚胎的基本物质。然后，脑、髓、骨、脉、筋、肉、皮肤、毛发等形体组织才逐渐生长具备。这种认识与现代胚胎学是吻合的。

后天之精来源于饮食水谷，乃脾胃所化生，又称水谷之精，由五脏所藏，成为五脏六腑之精。《素问·五脏别论》说："五脏者，藏精气而不泻也。"此精皆指后天之精。

由于人的生命源于先天，而营养赖于后天，因此，先天之精必须赖后天之精的不断补充，才能不断地滋生充盛；而后天之精亦须赖先天之精的促进能力而化生，即所谓"先天促后天，后天养先天"。这与现代科学的认识是一致的，人从父母禀受了基因组合，但并不是所有基因都表达出来。每一个基因必需在某种后天条件下才被表达，以制造不同的蛋白质，构成身体不同的组织。

二、精为身之本

精是神之宅，有精则有神，精伤则神无所舍；精为气之母，精充则气足，精亏则气虚；意来源于脑，而脑髓为精所生。精亏则脑髓空虚，而意无以出，导致思维意志的不健全。可见，生命的一切都是由精所化生。《素问·金匮真言论》曰："夫精者，身之本也。"

三、蓄精与养精

朱氏认为精宜蓄、宜藏，不宜泻。蓄精与养精需要注意如下几点。

1. "阴阳之道，精液为宝，谨而守之"，"戒色欲以养精"。节制性生活，是蓄精养生，避免耗精太过的最好方法。尤不宜花天酒地，纵情声色。

2. 调理脾胃，注意饮食营养，以水谷之精以补充先天之精。

3. 精化生血，养血即养精。不独房劳伤精，日常事物中，其伤精耗神者甚多，如目劳于视，则血因多视而耗；耳劳于听，则血因多听而耗；心劳于思，则血因多思而耗。所以凡事不宜过劳，不妄听、不妄视，则神清、耳聪、目明而思维敏捷、动作灵活。

4. 息怒以养精。怒伤肝而后损及肾阴，因此息怒养肝，陶冶性情亦是保精之道。

5. 注意保津，莫任吐唾液。汗为心液，忌大汗异汗。脾主运化，忌泻下完谷，以保五脏之精。

第二节　气宜和、宜畅

一、气的概念

中医学所指的"气"是维持人体生命活动的原动力。它因所涉及部位、性质和作用的不同而有各种不同的名称，如营气、卫气、宗气、元气、经络之气、脏腑之气等，代表人体不同方面的功能，如五脏之气指个别脏器的功能等。元气又称真气，是最概括地描述全身正常生理活动，保持健康，预防疾病的功能。张景岳谓："真气者，即元气也。"《灵枢·刺节真邪》中说："真气者，所受于天，与谷气并而充身者也。"元气是由肾中之原气，与由脾胃运化吸收的水谷精气及肺中吸进的自然清气互相作用而成。元气充足，五脏功能协调，故身体强壮。

由于气的升、降、出、入的正常运动，人体生命活动得以维持正常，这就是"生气"。若元气不足，则整体的功能低下，身体衰弱；元气消亡，则整体功能活动停止，生命结束。

二、审察病机，无失气和

导致疾病产生的原因，虽有外感六淫，内伤七情，究其病理还是在于气之失调或衰退。正所谓"邪之所凑，其气必虚"、"正气存内，邪不可干"。张介宾《类经·疾病类》谓："气之在人，和则为正气，不和则为邪气。凡表里虚实、逆顺缓急，无不因气而至，故百病皆生于气。"《素问·举痛论》曰："余知百病生于气也，怒则气上，喜则气缓，悲则气消，恐则气下，寒则气收，炅则气泄，惊则气乱，劳则气耗，思则气结。"可见六淫七情会影响气的运行。大部分的疾病始于无形。初期只是功能的失调，用现代科学仪器也难以找到病原体或器质性的改变。

《灵枢·刺节真邪》说："用针之类，在于调气。"《灵枢·终始》中也有："凡刺之道，气调而止。"针刺治病，以调和气机为目的，换言之，是要调整和恢复机体的正常功能。因此，朱氏头皮针的医学实践，特别强调要在疾病的早期和急性期用针刺进行治疗。针刺能够通畅经脉，调和气血，使经脉气血按正常的规律升降出入，从而使人体恢复健康。正如《灵枢·九针十二原》说："欲以微针通其经脉，调其血气，营其顺逆出入之会。"

三、气宜养、宜畅

古来善养生者，必知养气。养气的原则正如孟子所说："我善养吾浩然之气。"通过积极的练功可以培养元气。调整呼吸，吐故纳新是为了养气；活动肢体，屈伸关节也是为了养气；以意领气，精神内守还是为了养气。养气以外，还需理气。故医者皆知在补气药中需添加理气、行气药，以使气之运行通畅。气行则血行，反之则产生气滞血瘀，以致"不通则痛"，或百病丛生。

第三节 神宜敛、宜守

神是生命活动的总称。有两方面的意义：一为人生命现象的外在表露，亦可说神就是生命。狭义上是指人的精神和情志活动。神寓于形体之上，表现在一个人的目光、表情、形态、反应、活力等多方面。神宜敛，宜涵养；不宜过分外露，否则容易消耗，从而影响到生命的过程。如高血压患者易怒，即是神的过分外现，易导致神的耗散，而发生中风。

在养生、医疗、康复诸多方面，朱氏头皮针强调"养神"、"治神"与"守神"。

一、养　　神

《素问·上古天真论》曰："形与神俱，而尽终其天年，度百岁乃去。"此中形神相合，乃人养生延寿之关键。而养心在静，养身在动。俗语说："动练筋骨皮，静练精气神。"动以劳形，静以闲心。劳形者轻体益寿，闲心者养神宁志。精为神之源，神为精之现，精足神足，精亏神亏。唯有蓄精方能髓海充盈，而神清思敏，动作灵活，耳目聪明，意志坚强。故而神宜敛，宜涵养。切勿过分显露，以免耗损精神。此为养神之要。

二、治　　神

《灵枢·终始》说："专意一神，精气不分，毋闻人声，以收其精，必一其神，令志在针。"指出医者在针刺治疗时，必须精神集中，而且有端正的态度，只有注意力集中，专心致志，才能精神内守，不为外界人声所扰乱。《灵枢·本神》曰："凡刺之法，先必本于神。"又曰："是故用针者，察观病人之态，以知精神魂魄之存亡得失之意。"这是对医者的要求。《素问·宝命全形论》又说："如临深渊，手如握虎，神无营于众物。"针刺时要精神专一，好像面临万丈深渊，必须小心谨慎；握针犹如握住猛虎，要全神贯注，不要为其他事物所分心。最好能保持周围环境的安静，务使医师安定心神，即《灵枢·邪客》所说："持针之道，欲端以正，安以静。"才能确保临床疗效的发挥。

三、守　　神

在针刺治疗过程中随时注意患者在神方面的变化。《灵枢·九针十二原》中记载："粗守形，上守神。"明确指出粗工与上工的区别，就在于是否能根据患者血气的盛衰，邪正的虚实，采用适当的针刺手法，以及洞察气机的变化，掌握其时机。《标幽赋》也提出："凡刺者，使本神朝而后入；既刺也，使本神定而气随；神不朝而勿刺，神已定而可施。"即用针之时，必先使患者精神集中至病所，才可施针，这样，气必随之而显效。

第四节　意宜静、宜清

人是有思维与意念的高等动物。思维越清晰，说明精气神越足，脑的发育越完整。思维与意念密切相关。意念包括意志和行为，但不是指意识，因为意识属于神的范畴，不属于意的范畴。

意即意念、意志。《灵枢·本神》说："所以任物者谓之心，心有所忆谓之意，意有所存谓之志，因志而存变谓之思，因思而远慕谓之虑，因虑而处物谓之智。"从这里可以看出，人们的思维活动是一个由简单到复杂的过程，包括意、志、思、虑、智几个部分。意包括：五志（喜、怒、思、恐、悲）、六欲（眼、耳、鼻、舌、身、意）、七情（喜、怒、哀、乐、爱、恶、欲）以及记忆、分析、计划等高级思维。俗话说"起念在心"，也就是人的任何意念产生，无论有无行为，中医学均归之于心，而西医学则将其归之于脑。可见，心即脑，脑即心。只是观察的方法不一，名称不一而已。任何意念的产生，都与五神有关，且都受五志、六欲、七情所影响。善念、恶念、好念、坏念亦都可在瞬间产生或消失。当意念产生行为，则无论善、恶、好、坏都可以造成一定程度影响。若无行为发生，亦可以对自身产生一定影响，如食欲、睡眠、情绪等。若出现症状，中医学一般归属于气病，亦即西医学所谓功能性病变。

在精气神意四者之中，朱氏头皮针特别突出"意"，因为意是大脑皮质的功能活动，是高级动物的意念与思维。笔者认为，精、气、神是所有生物体的生命现象反应，就是我们通常说的"生气勃勃"，乃生命之气。唯有"意"才能突出人类生命存在的本质。而只有精气神充足的情况下，配合人所特有的意念、意志、思维活动、自信与自强不息的精神，我们才有充满希望的人生。

第五节　精气神意与朱氏头皮针治疗的关系

精、气、神、意是生命活动的根本。故医者、病家均必须通过一定的导引吐纳的训练，使之"精足，气充，神旺，而意清"，其动作方得灵敏。只有这样，才能在治疗疾病中，百战不殆，每获良效。反之，如果医者或病家阴精亏损，神气衰败，或精神疲惫，过度劳累，则临床疗效亦难以保证。

中医学认为，气为血帅，气行则血行，而气的运行又需神和意来发号施令。故可说："意可以领气，意到气到，意行气行，意到血到。"如气的运行发生障碍，气滞则血瘀，气血瘀滞往往可引起许多病症。如何解除气滞血瘀？治疗途径之一是调理气机。朱氏头皮针以头皮特定治疗区针刺，可激发督脉及十二经脉之经气，以疏通经络，而起到治疗作用。同时配合患者及医者的意念，"以意领气"，使气随意念到达病所，则疗效更佳。

医者在运针时，除要聚精会神外，还要气沉丹田（此处指下丹田，居人体下腹之正中，为任、督、带脉所起之处，元气聚会之所，内气发动之源），做到"意到、气到、力到"，更显神效。

朱氏头皮针医学实践认为，精宜蓄宜藏，精足则气足，气足则神足。所以，精是一切生命运动的物质基础，不但五脏六腑需要，脑的生命活动也需要。而精足才能养气，才能使脏腑之气充足。我们认为，气是能量的表现，在人体的生命活动中，精不断地转化为气（能量），气则不断地转化为神。因此，生命的过程，既是精的不断消耗的过程，也是气（能量）的不断消耗的过程。这个过程体现在人的一生中，就是生、长、壮、老、已的过程。因此，精宜填宜蓄宜藏，气宜和宜畅宜养，神宜敛宜守宜涵，则意方能宁静和谐，可收可放。朱氏头皮针医学实践要求在治疗过程中，帮助患者填精蓄精藏精，养气调气和气通气，敛神守神涵神。这样才能达到完整的治疗效果，而不仅仅是一般的对症治疗。

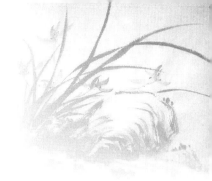

第六章

导　引

第一节　导引的含义

朱氏头皮针疗法要求"五到"——针到、意到、气到、导引到、效果到，其中"导引到"是取得效果和巩固效果的一大关键。针灸医师除了明确诊断，选定适当的治疗区，合适的针法、刺法和带气运针外，更必须同时配合相宜的导引措施。

中国古哲学思维，如《易经》所载，认为宇宙万物以阴阳为基础，在不断的变易中求平衡。朱氏头皮针所强调的导引，其宗旨就是基于这种思维：在运动中求平衡，变易中求中和。

1973年长沙马王堆汉墓出土西汉时期的《导引图》（图6-1），是公元前2世纪的帛画，共绘有44种导引姿势，有肢体活动、呼吸运动，也有瞑目存想的状态。可见，导引之术，在中国远古时期，已为人们作为一种日常驱除疾病、保健养生的方法，是古人修身养性、益寿延年的主要手段。《吕氏春秋》记有"流水不腐，户枢不蠹"的著名格言，因为古人明白"形不动则精不流，精不流则气郁"的致病机制。《庄子·刻意》说："吹呴呼吸，吐故纳新，熊经鸟申，为寿而已矣。此道引之士，养形之人，彭祖寿考者之所好也。"

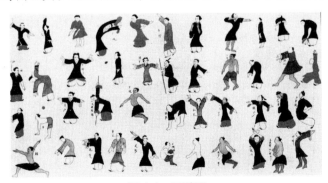

图6-1　导引图

导引包含"养形"与"养神"两方面。养形在动，以强筋骨皮；养神在静，以壮精气神。晋代李颐注释为："导气令和，引体令柔。"导气令和，气和则万事顺，气逆则百事废。常言"心平气和"，故导气必以静心（或谓"闲心"）、调神、宁志为先。引体令柔，以养身形，以益年寿。否则，刚强易夭易折。为适四时之变，故引体以动形（或谓"劳形"）、轻体、柔形、健身为主。可见，神气为阳，和则内刚；形体为阴，柔则外绵。刚绵相济，则外柔内刚，阴阳调和，而百病不侵。

《元鉴导引法》抱朴子曰："导引于外，而病愈于内，亦如针艾攻其荣俞之源，而众患自除于流末也。"又谓："导引之道，务于祥和，俯仰安徐，屈伸有节。导引秘经，千有余条，或以逆却未生之众病，或以攻治已结之笃疾。"可见，导引的具体方法有很多，原则都一样。首先精神上必须祥和，身体俯仰不徐不疾，肢体伸屈有节奏，这样就可以预防未病或治疗笃疾。

第二节　导引的范围与分类

导引是朱氏头皮针医学实践不可分割的重要组成部分。导引运用适当与否，可直接影响头皮针的得气状况和临床疗效。为保证取得实时疗效及巩固疗效，朱氏头皮针引用古代导引的概念与方法，并赋予新的内容：包括神意导引、形体导引、脏腑导引三方面。又根据病情、医疗和康复的需要，采用卧位导引、坐位导引与站位导引的不同体位。且随时根据症状变化，调整导引方法，才能确保症状和体征得以改善。

一、导引的范围

导引实际涉及范围甚广，可以说包罗了古今中外各种医疗、康复手段，如心理医学、运动医学、养生保健医学、食疗、药疗、推拿、按摩、整脊、理疗等。凡在运用头皮针治疗的同时，所配合各种"闲心"和"劳形"的方法，能够帮助患者缓解症状，祛除病痛，加速康复，或具有消除疲劳，增强体质，养生益智，延年益寿之效用者，均可视为导引（图6-2）。

导引的具体内容可包括如下几方面。

（一）神意导引

1. 静功法　各种静功法，如吐纳、存想、踵息、禅定、静坐、胎息等。

2. 心理疗法　治疗疾病，首先要调理五志、六欲、七情之过极。笔者认为，一个好的头皮针医师，必须同时是一位好的心理医师。

（二）形体与内脏导引

1. 动功法　各种动功法，如少林拳、八段锦、易筋经、外丹功、太极拳、

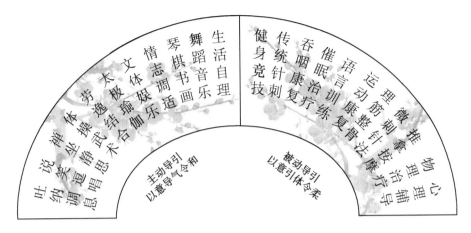

图6-2 朱氏头皮针导引内涵

太极剑、五禽戏、瑜伽等。

2. 运动疗法 各种体育运动、踢毽、跳绳、拔河、自行车等。

3. 推拿按摩 推拿、按摩、指压、足底药疗、药浴、水疗、整脊疗法等。

4. 物理治疗 包括各种电疗、磁疗、药物穴位注射治疗、蜡疗、热疗、冷冻治疗、光疗（激光、紫外线、红外线、远红外线）、超音波等。

5. 生活自理训练 包括语言训练，吞咽训练，听力训练，智力训练，肢体功能训练及职业训练等。

（三）其他导引法

除上述内容外，尚有许多其他有利于患者康复的方法，都可以在头皮针治疗的同时，作为导引的手段配合应用。

1. 传统体针疗法、微针疗法、中草药物疗法，拔罐、艾灸、刮痧等。

2. 日常生活影响 生活习惯、饮食、起居、嗜好（花鸟、宠物、音乐、戏曲、棋艺、书画）等，均可影响患者的康复。恰当地调节生活情趣，纠正各种不利于医疗、康复与养生保健的方法，亦属导引范围。

二、导引的分类

导引分主动和被动两大类。主动导引是指患者有意识地靠自己的身体和意念来进行，如静坐、体操、太极拳、瑜伽等。被动导引是指需要别人帮助下进行，常用于意识减弱或丧失的患者，或因身体的某些部位发生疼痛、僵硬、瘫痪、痉挛、萎缩无力，而无法进行主动导引者，如推拿、按摩、热疗、中草药内服或外敷、物理治疗、语言康复治疗、吞咽康复治疗、心理治疗等。目的有六：镇痛，舒解痉挛，增强肌力，控制颤动，协调平衡，恢复功能。

无论是主动或被动，皆可进行神意、形体或脏腑导引，而以神意导引为先，在"松、静"的状态下，用意念去调动形体与脏腑。

第三节　导引的选用原则

导引既有神意、形体、脏腑三大类，又有主动与被动之分，临床如何去选用组合。其原则如下。

1. 首重神意导引　神意导引实际上包含着"心理导引"与"生理意念导引"两方面。首先是心理导引，只有先解除患者心理负担和精神压力，才能进一步引导患者进入生理意念导引的轨道。把全身放松，摒弃杂念，缓缓进行调身、调息、调心，然后用意念引导形体或脏腑的运动。以意导气，以气行滞，方能达到疏通经络，行滞化瘀，调理脏腑之功能，取得最佳疗效。因此说，意念导引是形体导引和脏腑导引的基础。

2. 选择病症最严重的部位为优先导引区　如呼吸困难，在"上焦区"肺部运针时，配合胸部深呼吸、扩胸动作和胸廓相应部位按摩，或加膻中穴等导引法。

3. 主动导引永远重于被动导引　"以主动带被动，以被动促主动。"这是朱氏头皮针不同于西方康复医学（如物理治疗）的关键所在。前一个"主动"是指"主动的意念"，后一个"主动"是指"主动的动作"。患者必须用意念去激发自身的功能，而不是单靠别人或仪器的推动。而且，被动导引的实施要早于主动功能自动恢复之前。

4. 导引要灵活　导引无须过分强调固定形式或顺序，应随时根据病情的变化，灵活调整甚至创造，不能一成不变。

5. 根据"经脉所过，主治所及"的原则　在病变部位所涉及之经脉循行处，结合按摩、体针或其他方法为辅助导引。

6. 综合导引　对一些久病不愈，脏腑与气血功能衰弱，或危、急、重症，涉及阴阳气血耗损过度者，或外伤、久痛之症可选配药物为辅助，做综合导引。

第四节　主　动　导　引

主动导引可以按部位分为三方面："神意导引"、"形体导引"、"脏腑导引"，分别作用于脑、躯体四肢和内脏。

一、神　意　导　引

"神意导引"又可称为"意念导引"或"脑导引"，以静养精气神为目的，帮助患者放松。在脑完全入静的状态下配合头皮针治疗，可以达到经络气血自然通畅，阴阳五行自动调整平衡的效果。

中国古代有关神意的导引内容甚多，目的在于修心、养性、守神。五脏藏五神（神、魂、魄、意、志），脑为元神之府。所以，养神可以开启五神与脑智。从微观角度看，可达到改善脑的血氧供应，延缓脑细胞凋亡，改善脑的功能。关于养神的修炼方法，自古至今，有许多文献留存。不同流派各抒己见，功法不一，然而宗旨无变。大致包括：吐纳、调息、存神、凝想、胎息、禅定、静坐等功法。

朱氏头皮针的"神意导引法"类似于近代的静气功。但近世静气功功法种类繁多，患者不易掌握，难免会因记不住一些姿势步骤而紧张。笔者不主张死记硬背套路，关键是维持松、静与自然。首先把全身放松（调身），缓缓呼吸（调息），摒弃杂念（调心）。所有心理障碍会随而舒解，负面的情绪如悲伤、忧郁、怒恨会一扫而光。正面的情绪有利于提高体内的"好"荷尔蒙的分泌，促进正常的功能。长期修炼神意导引，可以增强五神与脑的联系，并达到脑的"空净"而进入天人合一的最高境界。

心藏神，脾藏意。《灵枢·本神》曰："所以任物者谓之心，心有所忆谓之意，意有所存谓之志，因志而存变谓之思，因思而远慕谓之虑，因虑而处物谓之智。"神既定，而意存。头脑清晰，意念才会集中。这时就可以"以意领气"，配合头皮针、形体导引和脏腑导引，使气至病所。因此，神意导引实为所有导引之首。

二、形体导引

形体导引是指五官七窍与四肢躯干的运动，如抬头、转颈、张口、吐舌、举手、耸肩、伸臂、挺胸、转体、弯腰、跺足、立正、行走、踢腿、下蹲等动作。还包括各种运动和劳作，如走路、游泳、爬山、太极拳、八段锦、五禽戏、瑜伽等。这种方法适用于肢体各部分，对运动、感觉、营养功能障碍等，如瘫痪、疼痛、麻木等症效果明显。可在行针和留针时用，也可在停止针治以后继续练习，以巩固疗效。

"动练筋骨皮"，但必须指出，形体导引不同于一般体育运动。第一，它的目的是柔体，使身体灵活，而非强大肌肉。所以，不宜拳击举重之类，容易受伤。第二，形体导引要在神意导引，亦即意念的带领下进行。第三，要有医师的指导。具体动作要根据患者当时的症状而定，但须注意活动幅度和活动量，保持大小适度，莫使过累。

形体导引应根据不同病况和需要，选用不同体位，如卧位、坐位或站位。以操作方便及有利于康复为佳。卧位一般适用于年老体弱、久病卧床不起、肢体活动功能障碍者。一般人起床前也可以做卧位保健活动。头面诸窍的导引活动，可采取任何体位进行。

（一）头面部

1. 揉目　用双指在眼眶周围轻轻地按压（图6-3），按压力度要适宜，不要太痛，也不能没有刺激。以轻柔为度，一般做9圈。如果有压痛点，可在痛点处做适当的多次按压。若有眼病，可做眼球的活动。闭眼，眼球上下左右旋转。也可睁眼，眼球上下左右看。迎风流泪者，可在目内眦处适当按压。闭眼，用手指轻按揉眼球。

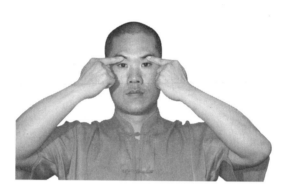

图6-3　揉目

2. 揉耳　以拇、食二指，拿捏住耳郭前、后两侧，自耳尖向耳垂方向，沿耳轮与对耳轮处稍用力指压（图6-4），在耳屏与对耳屏处、屏间切迹及耳轮脚上、下边缘，当耳甲腔、耳甲艇内侧，亦加压按摩，若有疼痛，则按压时间稍为延长一些，反复数遍，使整个耳郭感到发红、发热为度。保持两耳温暖，对人体保健有益。一日可做1~3次。如有耳鸣、气闭等症，将双手掌搓热后按紧耳腔，轻轻一按一放。同时，在枕骨上用手指弹动使之有声，称为鸣天鼓（图6-5）。

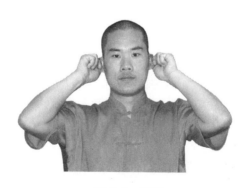

图6-4　揉耳

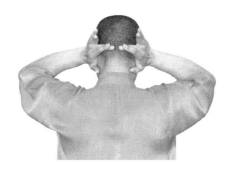

图 6-5 鸣天鼓

3. 搓鼻 时时以双手指在鼻梁两侧擦动（图 6-6），使鼻感觉温暖，可增强机体免疫力。每天早上蘸冷水擦鼻翼两侧使之发热，可防治鼻敏感。

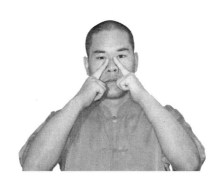

图 6-6 搓鼻

4. 叩齿 每天早晨起床后叩齿 36 次。小便时，咬紧牙齿，从小便开始到结束。可起到固齿和止牙痛的作用。

5. 搅舌 使舌头在牙龈内、外搅拌，以产生唾液，缓缓咽下。可生津止渴，润喉消炎和改善舌体的灵活度。对于舌体麻木与味觉障碍的患者，在运针时，可采用上下齿轻咬舌体，使之改善。

6. 浴面 先将双手掌搓热，然后以双手掌心贴住面额部，自上向下搓摩面部 1 分钟左右，待面部发热为止。

7. 梳头 采坐位，双手微屈，以五指自头顶中部，由前向后，由中间向两侧梳头（图 6-7）。可以边梳边压，如有压痛则稍为加压。亦可用钝圆头的梳子，自前向后梳发。每天 2 次，每次 100 下。或用双手十指弯曲，自前向后，自上向下轻轻叩击头皮，约 5 ~ 10 分钟，日 2 次。

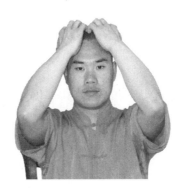

图 6-7 梳头

8. 头部腧穴指压 由于头为诸阳之会，每天坚持指压头部腧穴，可使头脑清醒，耳目聪明。自前发际向枕部按压，并逐步由中线外移至耳颞两侧。若有压痛，可稍加重力指压。头顶部（百会穴）、前囟部（囟会穴）、额颞区（头维、太阳穴）、枕区（脑户、风府穴）、枕颞区（风池、脑空穴），以及下关穴，眼眶周围等穴，可作重点指压。

9. 揉颈 颈椎病变是临床常见病症，更是中老年人的多发病，自我指压和活动颈部，是防治颈椎病症的重要措施。以双手食指、中指指腹，自颈部最高处，向下揉压颈椎正中和两侧至第 1 胸椎（图 6-8），若有压痛或僵硬感时，须加重压压力量，最好是使压痛点减轻或消失，局部组织感觉略有柔软为止。可同时配合颈部的转侧、仰俯活动。

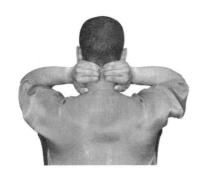

图 6-8 揉颈

（二）躯体部

1. 胸廓按压法 平卧，以单手或双手拇、食、中指或五指指腹，自颔下、咽、喉、颈部向下，轻柔按摩，同时配合吞咽动作，来回 3～5 次，约 1 分钟。

再将手指移至胸廓中线，自天突穴起至剑突处，以及胸肋关节两侧，乳房周围自上而下，自胸内侧向胸外两侧，轻摩轻压，若有压痛可稍加用力，来回 3 ~ 5 遍。

2. 腹部按压法　腹分上、中、下三部。上腹自胸骨剑突以下，平两侧肋弓缘之间；内部以偏右为肝胆区，中为胃、胰腺头，偏左为胰腺尾、脾脏。中腹以脐为中心，上平肋弓、下平髂前上棘连线之间；内部有小肠（十二指肠、空肠、回肠）、大肠（横结肠及部分升、降结肠）。下腹以髂前上棘以下至耻骨上缘，当腹股沟之间；内部以盆腔内脏器为主，包括膀胱、子宫、卵巢、输卵管、输尿管、输精管等泌尿、生殖器官，还有部分升、降结肠，直肠、盲肠等消化道器官。腹部按压以双手指腹或掌根部，自上而下，稍加压力，先用顺时针方向，分部进行按摩 50 次，再用逆时针方向施行按摩 50 次。若局部有压痛，可加长按摩时间。

或以脐为中心，用双手指腹或掌大、小鱼际，由内向外进行顺时针方向按摩 50 次，再行逆时针方向按摩 50 次。每天 1 ~ 2 次。按摩范围可以扩大至全腹。若自觉某些内脏有不适的感觉或压痛，不妨做重点按压，用力亦可大些。有糖尿病者，可在左上腹增加按压力度和深度；消化不良、腹胀腹泻或便秘，则以脐周和中、下腹为重点。

3. 提肛揉阴法　前、后二阴是人体排泄代谢废物的重要通道，前阴更是人类繁衍后代的场所。保证二便的正常畅行，是维持人体健康长寿的基本条件，而维持人的正常性生活，则是提高人类生活性趣、保障种系衍生的唯一条件。提肛揉阴功法可帮助维持二阴正常生理功能活动：平卧，宽衣解带，先用意念做提肛、收小腹之深呼吸，以意守丹田。同时，配合双手掌、指按摩小腹部 50 次。其后，男子将手指移至会阴，用手掌托住阴囊，以食、中指指腹按压会阴部，进行揉压 50 次。女子则用手掌护住外阴，以食、中指指腹按压会阴部，进行揉压 50 次，再沿腹股沟自下向上、自上向下，反复按压 50 次。采卧位、坐位皆可，若在坐浴中进行更佳。对预防和治疗泌尿、生殖系统疾病（如痔疾、脱肛、前列腺肥大），保持大小便通畅等有一定作用。

4. 挺腹蹬腿法　仰卧屈膝，双臂平伸，向上挺腹（图 6-9），尽量使腰背离开床面，然后将腹背肌肉放松，使腰背跌落床面，反复运动 30 ~ 50 次。亦可在床上做双腿蹬踢动作（图 6-10），如踩单车状，每次做 50 ~ 100 次不等。

5. 俯卧抬脊法　屈肘，俯卧位（图 6-11）。微抬头，目平视，双足趾端着床，胸腹贴于床面，床宜硬板为佳。先深吸一口气，同时，以意念配合收腹，将脊背向上抬起，越高越好，当脊背拱至顶点时，突然放松，使胸腹落于床面。如此反复，使脊背上下运动 50 次。

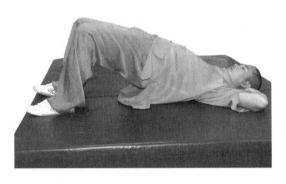

图 6-9 挺腹

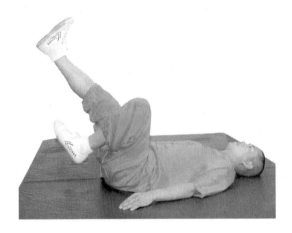

图 6-10 蹬腿

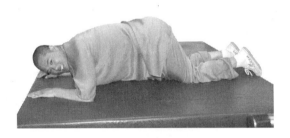

图 6-11 俯卧抬脊

6. 仰头挺胸法 俯卧，胸部贴于床面（图 6-12）。开始做缓慢深吸气，并用力抬头和收缩背脊，同时，将双下肢并拢伸直，向上抬离床面，尽力使身体呈反弓状，稍歇，进行深慢呼气，同时放松头、背及下肢部，使胸、颔、下肢回贴床面。如此，反复 10 ~ 20 次。

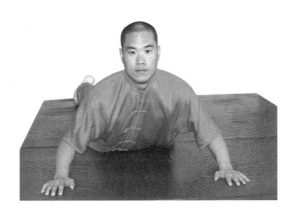

图 6-12 仰头挺胸法

7. 背部导引法 患者取站位，或坐位，放松，双手自然下垂。慢慢吸气，抬手屈肘略高于肩，同时，颈部挺直，肩部向后运动，做扩胸动作，憋气。然后缓慢呼气，颈肩放松，两手轻轻交叉胸前。重复动作多次。如果患者取卧位，要在肩部向后活动的同时，背部向上，离开床面，同时配合呼吸。

8. 腰部导引法 取站位或坐位。在深呼吸的基础上，吸气时挺腰，扩胸，憋气；呼气时垂肩，含胸，使背、腰、骶、大腿逐渐放松。同时，患者可配合腰部的前后左右旋转与弯腰动作，一般动作宜缓慢，忌动作太快太猛。

9. 脊柱的导引 脊柱俗称"脊梁骨"，是支撑人体直立行走的支柱，是人体禀受天地之气的主骨。脊柱内有脊髓和脑脊液，上接脑，是主宰人体一切感觉与运动的中心枢纽。它承受头、躯干及四肢的重量，以缓冲、平衡躯体运动功能，且能做较大的屈、伸、侧弯及旋转运动，以利人们从事各种生产劳动及各项活动。脊柱具有保护脊髓、胸腹腔内脏的功用，使之维持各自的正常生理功能活动。脊柱由颈椎、胸椎、腰椎、骶椎、尾椎共同组成。并由椎间盘、韧带及椎体周围的软组织包括颈、胸、背、腰部深浅层肌肉、肌筋膜、肌腱及神经血管等以连接固定。

由于人是直立行走的高等动物，人所有的正常生命运动均依赖脊柱维持垂直和正常的生理弯曲，否则会引起多种病症。日常生活中有许多因素均可影响脊柱的"正直"，例如，先天或后天的各种疾病，不良的姿势与生活习惯，以及老年人的退行性病变。一旦主骨不正，首先影响任督二脉的运行，诸经上达脑髓及通达四肢受碍，势必上影响头脑、下影响肢体，产生头痛、眩晕、颈痛、肢麻、四肢无力、纳谷不佳、二便不畅、腰背疼痛等诸多症状。

对脊柱健康非常有效的一个导引是站立斜板（图 6-13）：双脚并拢，足跟低于足趾，双手自然下垂。全身自上而下完全放松，自然呼吸。下颌微收，双眼平视，肩部下垂，挺胸，松腰松胯。吸气时，肩部微微上抬，呼气时肩部放松。重复 3~5 分钟。亦可采用三线放松功，犹如洗淋浴般，由上向下，由前向后逐步放松，可伴随深呼吸进行。实践证明，若能每天坚持站立 2~3 次，每次站立 5 分钟，可以使脊柱病得到改善，矫正侧弯，消除疲劳，放松肌肉，舒解疼痛。

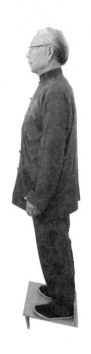

图6-13 站立斜板

（三）四肢部

四肢功能活动可直接影响到人们的生活质量。要注意每一个关节及周围软组织，包括上肢的肩、肘、腕、指，以及下肢的髋、膝、踝、跖、趾。

1. 局部指压按摩 在运针的同时，嘱患者顺着病变部位的正常生理活动方向和角度，去运动相应关节和损伤组织。对活动受限的部位，要在正常活动范围内，尽可能加大活动的幅度，但又需照顾患者的耐受量，以免加重病情。对四肢骨头的边缘、关节及周围软组织的压痛点，在运动的同时，可配合指压按摩，力度由轻到重，使之逐步适应。

2. 空中蹬车法 取卧位或坐位，屈膝使大腿与小腿呈 90°角，悬空双脚，使左、右小腿交叉向前伸直，如蹬自行车般来回运动，每次蹬动 100 次左右，每日 1～2 次。

3. 双手运动　取正坐位。双手置于双膝，掌面向上，双肩下垂。开始时，缓缓吸气，同时，随着吸气将双手，自膝部上提至胸部，其时，翻转双手，掌面依然向上，憋气稍停。再将双手向上伸直，如托天状，头上抬仰望片刻，将双手向两侧画圈平伸，随着双手抱颈，弯腰使胸贴近膝部。稍停坐正，放开双手，将双手重新置于膝上，如此为 1 次。每天重复 100 次以上。运动次数可由少增多，循序渐进。呼吸与运动的快慢可根据各自身体状况决定，一般来说，宜先快后慢，且越慢越好。

4. 足底按摩　人的衰老首先从足部开始，足有"第三心脏"之称。人若得病，或血液循环不佳，首先出现足部发冷。从胚胎发育的过程来看，脑、足、皮肤均源自同一层胚胎组织。因此，足底按摩不但可以改善足底血液循环，而且可以透过生物全息观点，改善脑与整个人体的血液循环。

三、脏 腑 导 引

脏腑导引的目的是为了改善内脏的生理功能。

（一）胸部

胸部属上焦，为人体气血交换之中心。胸部导引是为了改善肺泡张力，增加肺活量，并保障呼吸道通畅。同时，要增强心肌的舒缩功能，改善心肌供血状况，维持心的正常血容量、血流量和流速。胸腔除心肺以外，还包括食管、胸膜、肋骨、肋间肌肉与神经、胸廓外肌肉、乳腺等软组织。因此，胸部导引还有助于改善上述软组织的正常功能。胸部深呼吸和憋气交替运动，是胸部导引的关键。

（二）腹部

腹部属中焦、下焦，是消化和泌尿生殖系统的范畴。与胸部一样，憋气和深呼吸是腹部导引的主要方法。同时，以手掌轻按腹壁相应内脏的位置，若有压痛，可随呼吸加压。如胃脘部按压中脘穴，胰腺区按压上脘、承满、阿是穴。肝胆区按压期门、巨阙、日月、梁门。脐周区按压天枢、神阙、脐边（脐旁上、下、左、右各 0.5～1 寸间）。

（三）下腹部

下腹部的主要内脏是膀胱、输尿管、前列腺、子宫及附件，还有大肠、直肠等。下腹部导引的目的，一是维持正常性功能与生育能力，二是保证二便通畅。导引以气沉丹田，做小腹部深呼吸和配合憋尿与提肛动作为主。同时按压气海、关元、中极，以及肾经、胃经相应压痛点。

第五节　常用的被动导引之一：体针和微针

为了迅速达到舒解患者病痛，改善症状，巩固疗效的目的，在应用头皮针治疗的同时，常可根据病情需要而添加其他措施，皆属于被动导引。常用的被动导引方法有针灸、推拿、指压按摩、运动功能康复、感觉功能康复、语言康复、吞咽康复、生活自理康复、心理康复等。

在针灸范围中，可以朱氏头皮针为主，配合其他针刺疗法作为导引。以下介绍体针与微针当中一些有用的导引，可作参考。

一、常用特殊经穴

（一）五输穴

五输穴是十二经脉分布在四肢肘膝以下的特定经穴，自肢端至肘膝关节为"井"、"荥"、"输"、"经"、"合"五穴。《难经·六十八难》说："井主心下满，荥主身热，输主体重节痛，经主喘咳寒热，合主逆气而泄。"说明其主治功能各有所司。配合朱氏头皮针治疗脏腑病症，可明显提高疗效。具体运用原则如下。

1. 五脏之危急重症，可配用本经或表里经或同名经之井、荥、原穴。例如，急性肺炎的高热、咳嗽、胸痛、气喘等症，除头皮针用"头面区"、"上焦区"、"下焦区"外，可加配：

（1）肺经：少商＋、鱼际＋、太渊－

（2）大肠经：商阳－、二间－、合谷－

（3）脾经：隐白＋、大都＋、太白－

（4）胃经：厉兑－、内庭－、冲阳－

鉴于阴经五行为木、火、土、金、水，阳经五行为金、水、木、火、土，肺经本经属金，肺炎属实热证，补其相克，兼泻其母，则邪热可泄也。

2. 六腑之疾，宜配本经或表里经或同名经之合穴、原穴。例如，肠易激综合征，以腹痛、腹泻反复发作为主要症状的一种慢性肠道过敏性疾病，除头皮针用"头面区"、"上焦区"、"中焦区"、"下腹区"外，可加配胃、大肠、小肠经的合穴足三里、上巨虚、下巨虚，脾经的阴陵泉、太白，大肠经的曲池、合谷，小肠经的小海、腕骨。每次可任选1~2穴，无须太多。

（二）八会穴

当机体内脏病症涉及脏、腑、气、血、筋、脉、骨、髓之症者，可在头皮针治疗的同时，配用八会穴治疗。如：气病用膻中，血病用膈俞，筋病用阳陵泉等。

（三）八脉交会穴

是奇经八脉与四肢肘膝以下经脉相通的 8 个穴位，分为 4 组。多为上、下配合应用。每组穴位可透过十二经脉的相连关系，达到治疗奇经八脉病症的效应。如：

1. 公孙通冲脉，内关通阴维，公孙配内关，可治心、胸、胃的病症。

2. 后溪通督脉，申脉通阳跷，后溪配申脉，可治肢体僵硬、痉挛、抽搐等中枢性运动功能障碍，以及目内眦、颈项、耳、肩、膀胱、小肠等部的病症。

3. 足临泣通带脉，外关通阳维，临泣配外关，可治妇女经病、带下，脊髓损伤后遗症之腰如束带感，以及目外眦、耳后、颊、颈、肩等部的病症。

4. 列缺通任脉，照海通阴跷，列缺配照海，可治小溲不利，水肿，咽喉、肺及胸膈病症。

（四）背俞与华佗夹脊穴

背俞穴是指足太阳膀胱经在背部第一侧线的常用穴，与华佗夹脊穴相平行，其治疗范围也基本一致，以脏腑病为主，经络病为次。从西医学方面可知，其深部为脊神经根部和交感神经节的位置。内脏病变可在背部与腰骶部产生痛点或压痛。通过对相应部位的针刺可起到调节脏腑功能的效用。

（五）募穴

脏腑之气汇聚于胸腹部的一些特定穴位为募穴。脏腑之疾常多反映于募，故募穴以治脏腑病证为主。由于募穴与背俞穴皆为脏腑之气聚输之处，故有脏腑之疾，求门、海、俞、募之说。所以常配合一起使用。募在阴，俞在阳，俞募相配，阴阳相和，对调节脏腑阴阳平衡，常可起到互相促进的作用。

二、常用微针疗法

微针疗法是近几十年发展起来的一种非药物疗法，亦是当今全息医学的核心组成部分。20 世纪 40 年代，物理学家 Gabor 以一个参考波与信息载波相干，在底片上获得了再现信息的振幅和相位两个物理量的干涉图像。至今，生物全息术有了很大的发展，且被广泛应用到 X 射线立体显微技术、全息照相、激光储存等方面。尤其是激光全息摄像，当其底片被打成多个碎片时，每个碎片上仍能呈现完整物体的影像。这种信息近年来被称做"全息观"，在医学方面被称做"全息医学"。

其实，回顾中华文化，可以见到这种蕴藏在生命物体的自然特性——全息观，早已被先贤发现，并广泛应用于医、卜、星、相之中。尤其在《黄帝内经》中记载得非常详细。包括主症、诊断、治疗、预后等多方面。如《灵枢·本脏》曰："视其外应，以知其内脏，则知所病矣。"《灵枢·五色》曰：

"明堂者，鼻也。阙者，眉间也。庭者，颜也。蕃者，颊侧也。蔽者，耳门也。其间欲方大，去之十步，皆见于外，如是者，寿必中百岁。"

笔者根据《素问》、《灵枢》等相关记载，并参阅近世对全息医学的研究，认为人体的任何一个局部，都可以看做是一个人的整体，所谓"牵一发而动全身"。从神经与内分泌学说的观点来看，激素的分泌，维持机体兴奋与抑制相对平衡，是保证人类生命活动的正常进程。而内分泌系统并非仅存于丘脑-垂体-甲状腺轴，肾上腺轴和性腺轴。在人体的许多组织中，均具有分泌激素的功能，除了内脏器官以外，还有结缔组织，都能分泌各种不同激素以应急。任何部位的刺激，对机体都能产生影响。影响的大小视乎患者当时的具体情况而定。如前所述，针刺的效应是透过经络的传递，到达经络网络中心——下丘脑而起作用的。

近几十年来，全息医学有了长足发展。在人体上发现的全息元很多，除了头皮以外，还包括耳郭、巩膜（白睛）、虹膜、鼻、舌、手、掌骨、足底、腹、脐、腕踝等。

它们大部分既可以作为治疗手段，也可以作为辅助诊断。白睛、虹膜则以诊断为主。在人体活动中占有重要位置的全息元，其所载的整体信息就越多、越准确，其临床诊疗价值就越大。例如，耳、眼、手、足相对比掌骨所含的信息要多。此外，不同部位的全息元对刺激的敏感度亦不同，其适应证和操作手法的要求就不一样。例如，眼、舌、鼻、足底非常敏感，适用于危、急、重症，尤其是昏迷、晕厥、休克、抽搐、肢体痉挛、瘫痪及失语、痴呆等症。操作要求快、准、稳，否则容易引起疼痛、伤害或达不到疗效。

在众多全息微针疗法当中，医者可以结合实践自行选用，作为朱氏头皮针的导引措施。具体操作，请参考专书，本书不另陈述。

三、头皮针与体针微针的导引组合原则

1. 上部　即颈以上的头面与五官，以"头面区"为主，可配耳、鼻、眼、舌、面针为辅。

2. 中部　即胸、腹，背、腰、骶部，以"上焦区"、"中焦区"、"下焦区"、"背区"、"腰骶区"为主，视病况选用。脏腑病：可配原穴、合穴、募穴、背俞穴、华佗夹脊穴及脐针为辅。

3. 下部　即四肢，以"上肢区"、"下肢区"为主，可配荥穴、输穴、十二皮部半刺法为辅。

4. 体表疾病　可配十二皮部半刺针法。

5. 急症　加荥穴、井穴，或选用微针疗法之足针、手针、十二皮部半刺法及其他。

第六节 常用的被动导引之二：运动推拿

一、推拿基本手法

在施行推拿时，操作手法要有力、柔和、持久和深透。以下介绍几个基本手法，可以作为朱氏头皮针疗法的导引。

（一）按法

按法可分为"指按法"和"掌按法"两种。指按法是施术者用拇指端或指腹按压体表（图6-14）。掌按法是用单掌或双掌重叠按压体表（图6-15）。按法常与揉法结合应用，有松弛肌肉、疏经通络之功。

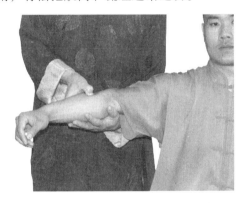

图6-14 指按法

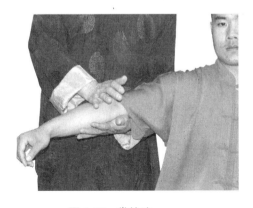

图6-15 掌按法

对背部，下腰部或臀部的顽固性肌肉僵硬疼痛，须加强刺激，可用肘关节按压，称"肘压法"（图6-16）。

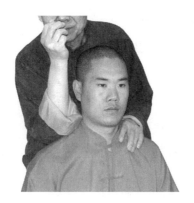

图 6-16　肘压法

（二）点法

点法是施术者用拇指端或拇指指间关节（食指指间关节亦可）按压体表（图 6-17）。点法比按法的作用面积小而刺激量大。一般适用于骨缝关节处穴位及各种剧烈疼痛。

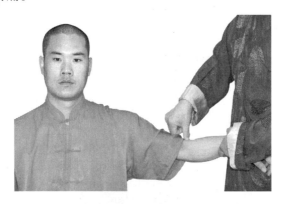

图 6-17　点法

如再缩小点按的面积，使刺激更强烈尖锐，可用指甲来按压穴位，成为掐法。常用于急救的穴位如人中、素髎、内关等。

（三）揉法

揉法可分为"指揉法"（图 6-18）和"掌揉法"（图 6-19）两种。施术者用手指螺纹面或手掌大鱼际或掌根固定于患者皮肤一定部位上，腕部放松，以肘部为支点，前臂做主动摆动，带动腕部做轻柔缓和的摆动。

（四）摩法

摩法分为"掌摩法"（图 6-20）和"指摩法"两种。施术者用掌面或食、中、无名指螺纹面附着于一定部位上，以前臂主动摆动，带动腕关节，连同掌、指做节律性的环旋运动，动作宜轻柔。常用于胸腹与胁肋，具有宽胸理气、消积导滞、活血散瘀的作用。

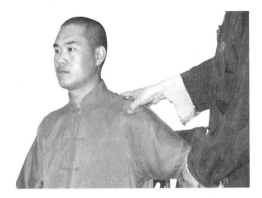

图 6-18　指揉法

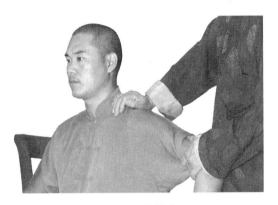

图 6-19　掌揉法

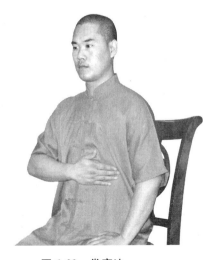

图 6-20　掌摩法

（五）擦法

擦法即施术者用手掌大鱼际或小鱼际（也可用掌根）附着在一定部位，进行直线来回摩擦，使皮肤和组织各层产生热能。往返移动的速度快，而压力不用太大（图6-21）。

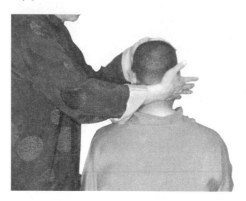

图6-21 擦法

（六）搓法

搓法是施术者用双手掌面夹住一定部位，相对用力做快速搓揉，同时做上下往返移动的手法（图6-22）。

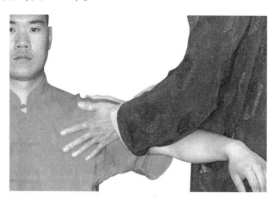

图6-22 搓法

（七）叩击法

叩击法即施术者用拳背、掌根叩击身体有关部位。拳叩击法（图6-23，图6-24）是手握空拳，腕伸直，用拳背平击体表，用于腰背痛。掌叩击法是手指自然松开，腕伸直，用掌根叩击体表，用于四肢、腰臀部，可治疗四肢疼痛等。

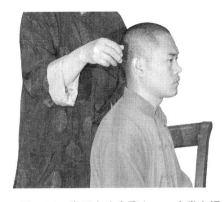

图 6-23 拳叩击法步骤之一：空拳上提

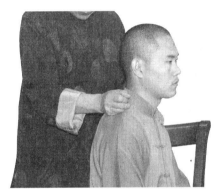

图 6-24 拳叩击法步骤之二：叩下

（八）推法

推法即施术者用指、掌或肘部着力于一定部位上，进行单方向的直线推动（图 6-25）。要求用力要稳，速度要缓慢，着力部位要紧贴皮肤。推法的应用范围很广，可在人体各部位使用。能提高肌肉的兴奋性，促进血液循环，以及有舒筋活络的作用。

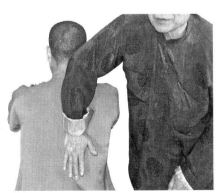

图 6-25 推法

（九）拿法

拿法即施术者用大拇指和食、中两指，或用大拇指和其余四指对称用力，把患者某部位的肌肉，进行一紧一松的拿捏（图6-26）。拿法操作时，动作要缓和而有连贯性，不要断断续续，用劲要由轻到重，不可突然用力。拿法刺激较强，常配合其他手法使用于颈项、肩部和四肢等穴位。具有祛风散寒，开窍止痛，缓解肌腱、肌肉痉挛等作用。

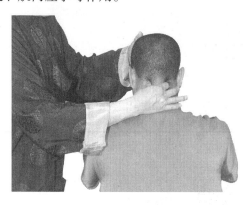

图6-26　拿法

（十）擦法

擦法是由腕关节的伸屈运动和前臂的旋转运动复合而成（图6-27）。操作时，肩臂放松，肘关节微屈，以手掌小鱼际缘附着在患者体表，以肘部为支点，前臂做主动摆动，带动腕部做伸屈和前臂旋转的复合运动。压力、频率、摆动幅度要均匀一致，动作协调而有节律，不能拖动或跳动。擦法压力大，接触面积较大，适用于颈项、肩背、腰臀及四肢等肌肉较丰厚的部位。具有舒经通络，滑利关节，增强肌肉、韧带活动能力，缓解痉挛，促进血液循环及消除疲劳的作用。

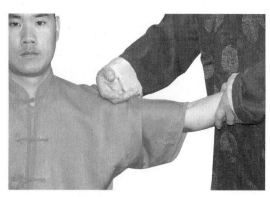

图6-27　擦法

（十一）一指禅推法

用大拇指指端或偏峰着力于一定的部位上，腕部放松，沉肩、垂肘、悬腕，以肘部为支点，前臂做主动摆动，带动腕部摆动和拇指关节屈伸（图6-28，图6-29）。压力、频率、摆动幅度要均匀。腕部必须完全放松，才能做到动作灵活，操作持久，柔和而深透力大。适用于全身穴位和循经操作，有行气活血，舒筋活络，调节内脏功能的作用。

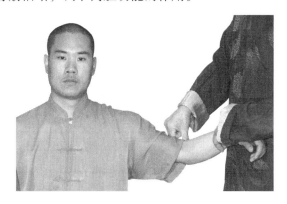

图6-28　一指禅步骤一

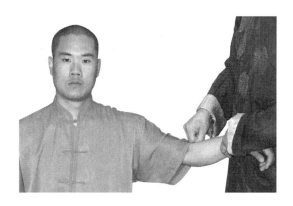

图6-29　一指禅步骤二

（十二）扳法

双手相反方向或同一方向，用力扳动肢体为扳法。常用于脊柱及四肢关节。对关节错位或关节功能障碍等病症，有舒筋通络、滑利关节、分离粘连、正骨复位的作用。根据不同部位可分颈部扳法、胸背部扳法、腰部斜扳法3种。

1. 颈部扳法　斜扳法，患者头部略向前倾。施术者一手抵住患者头侧后部，另一手抵住对侧下颏部，使头向一侧旋转至最大限度时，两手同时用力做相反方向扳动。

2. 胸背部扳法 扩胸牵引扳法，坐位，令患者两手置于项部，并交叉扣住。施术者两手托住患者两肘，并用一侧膝部顶住患者背部，嘱患者自行俯仰，并配合深呼吸，做扩胸牵引扳动。

3. 腰部斜扳法 患者侧卧，施术者用一手抵住患者肩前部，另一手抵住臀部，或一手抵住患者肩后部，另一手抵住髂前上棘处。把腰被动旋转至最大限度后，两手同时用力做相反方向扳动。

注意：施术者必须经过专业培训，对手法非常熟练与谨慎，否则容易造成软组织或脊椎，甚至于脊髓伤害。

二、运动推拿的具体运用

（一）头面部

1. 适用范围 主要适用于头面疼痛肿胀，眼、耳、鼻、舌、齿、咽喉不适，面颊麻木等症。

2. 具体运用 首先令患者松开衣领，取正坐位。施术者站立在患者正前方，双手拇指一前一后，轻按在囟会与百会穴上，以指腹由轻到重，向下加压、揉按，令患者全身放松，配合深呼吸，全神贯注，约 10 ~ 15 分钟。可在头皮针刺的同时，或带气留针时配合。再沿发际内督脉两侧，自前额向后枕，由中线向两侧（膀胱经 – 胆经 – 胃经）局部按揉。若有痛点可多压 1 分钟。对原有的头面部疼痛部位，可稍加重力按揉，至少 1 ~ 2 分钟，总时间约半小时。亦可用十指弯曲，以指端轻叩头部，由前向后约 10 分钟。或用粗齿梳梳头。面部病症，可以用双手搓热，以手掌干洗式搓面。鼻病，重点搓两侧鼻翼。耳病，以双手掌心紧按双侧耳门，闭住外耳道，掌面紧贴外耳道按动双耳，勿令出气，使耳中形成一定的负压，继而闭住呼吸，向耳内鼓气，并用双手中指弹动枕部，此时突然松开双手。如此反复多次，可明显改善耳部功能，使之恢复听力。眼疾，则配合眼眶骨边缘指压按摩。

（二）颈肩背部

1. 适用范围 主要适用于颈肩背部疼痛、僵硬、牵扯板紧不舒，甚则影响睡眠。常因颈肩背部肌肉劳损、长期精神紧张、低头伏案工作、枕头过高等所致，包括颈椎病、肩周炎、落枕、肩颈背部肌腱炎、筋膜炎、扭伤等病。

2. 具体运用 令患者正坐，松开衣领，全身放松。施术者站在患者背后，用一侧拇、食二指，先拿掐风池穴，或沿颈椎两侧和正中给予拿掐，用力稍重（感觉能耐受为佳）。另一手掌轻按头顶部，以作固定。对颈部压痛点，包括颈椎棘突间及横突间压痛点应略作重点揉压。可配合针刺及运针同时进行，并轻缓转动颈部。对肩上背部疼痛，多数有结节状，或条索状硬节，可作重点按拨。可反复多次，亦可加拔火罐。

（三）腰骶部

1. 适用范围　腰骶疼痛、僵硬、转侧俯仰不能，甚则咳嗽牵痛，或向下肢放散，影响步履。或腰脊酸痛，日久不已，或伴小便不利、水肿等症。常因劳损、闪挫，阴精亏损，导致腰椎间盘突出，骨质增生，老年退行性变化，以及腰骶部软组织损伤、炎症、水肿、疼痛等病。

2. 具体运用　对腰骶部疼痛、僵直、板紧，或向一侧弯曲的患者，使坐在无靠背的木凳上，尽量坐正。施术者站在患者背后，先进行头皮针，运针约3～5分钟。然后，施术者以双手扶住患者双肩，并以一侧膝部抵住腰骶部的疼痛位置，由轻到重，以患者能忍受为度。在按压腰骶部的同时，以扶肩部的双手轻轻摇动患者躯体，并令患者配合做腰部的主动活动，幅度由小到大，逐渐增加。亦可用拨法、拔火罐及皮下痛点埋针等。如用扳法，需采用侧卧位；若因急性扭伤，患者后仰困难者，可配合反背法。

（四）四肢部

1. 适用范围　四肢关节、肌肉疼痛、肿胀、僵硬、活动不利，或痿软无力的各种病症。

2. 具体运用　肩、肘、腕、指、髋、膝、踝、趾关节肿胀、疼痛、僵硬、活动受限，一般采用坐位。根据不同的肌肉关节的疼痛状况，在头部运针的同时，以主动和被动方式，辅助患者活动相应部位，并在正常活动范围之内，适当加大活动范围。

第七节　常用的被动导引之三：指拨推拿

指拨推拿是一组特别推拿手法，适用于软组织损伤。配合朱氏头皮针为导引，治疗常见的扭伤、落枕、漏肩风、手麻、胸胁挫伤、肩背部局限性痛点和腰腿痛等软组织疾患，可以提高疗效。

一、指拨推拿的原则

指拨推拿的基本原则是"以痛为腧，无痛用力"。当人体受到各种因素的损伤，常导致某些部位产生疼痛、麻木等不适感觉，并使运动受到一定限制。一般以疼痛为主要症状。中医学认为是"气血痹阻经络"所致，西医学则认为是"局部组织损伤，引起肌肉、韧带炎症、水肿，使组织纤维牵拉、痉挛、移位、压迫"等原因，从而产生以局部疼痛为主的综合症状。由此可见，疼痛点就是经络气血不通之处，亦是组织损伤的中心。"以痛为腧"，是抓住疾病的关键。在疼痛点施行推拿、针灸等治疗方法，可以消除炎症，解除痉挛，疏通经络，化"不通"为"通"，变"痛"为"不痛"。实践证明，"以痛为腧"的治疗原则是行之有效的。然而，临床实践中还存在着一些问题。有些患者，尤其是一些年老体弱及痛觉过敏者，在施术时感到疼痛剧烈，甚至不能忍受，而不得不中止治疗。所以，如何在无痛或少痛的情况下，摸索出解除患者病痛的疗法，不仅是患者的迫切要求，也是医学发展的需要。

软组织损伤的患者，患部的肢体往往保持一种被动体位，以避免疼痛的产生和加剧；病灶周围的组织如肌肉、韧带等，也往往保持一定的被动状态，以防止病灶再受刺激，产生疼痛。因此，治疗应以止痛为首要，因为只有不痛，才能舒缓局部组织的痉挛，使僵硬的被动体位得到纠正。"以痛为腧，无痛用力"，是指先找到明显的压痛点，以食指轻柔按住，然后找出使"痛点"转为"不痛点"的体位和姿势，一边保持这个姿势，一边用指面做均匀平推或扣拨，亦可用非常幼细的短毫针，在痛点皮下埋针，并用胶布固定。

二、指拨推拿的操作

1. 拇指平推法　首先，在患处找到某一体位时最疼痛的一点，医者即以拇指螺纹面按住这点不放。随后，转动患部肢体，在运动过程中，找到并保持使指面下的痛点由痛变为不痛的新体位。以轻柔、均匀的指力，在已转化为不痛的原痛点上，做向外、向下方向为主的平行推动法。主要适用于因痉挛引起的疼痛。

2. 扣拨法　以拇指或食指在一定部位，用轻柔、均匀的指力，按一定方向作扣扳机状扣拨。例如，以食指在颈部"痛点"转为"不痛点"处，做向外、向下方向扣拨，以治疗手麻为主。又如，以拇指用稍重指力做"十"字状滑动扣拨，以治疗位置较深的腰腿痛病症。

三、指拨推拿的注意事项

1. 当损伤肢体活动到某一体位时，其痉挛最明显处，也就是疼痛最严重的部位。若医者以拇指掌面按住此一痛点，会使患者感到疼痛难忍。此时，医者可以同时用另一手对患肢做拉伸、旋转、抬腿或令患者做弯腰等动作。只要有微小的被动运动，即能引起患部肌肉纤维和肌腱的方向、位置改变。当到达一定量时，痉挛即有所改善，疼痛亦会暂时消失。若能反复操作，其痛当逐步缓解而愈。

2. 操作时的手法、方向、轻重等，必须符合经络的行向和肌肉、韧带、肌腱的正常生理特点，以利于气血的运行和疏通。

3. 在治疗过程中，痛点转移是必定会产生的现象。初起的主痛点，随着指拨推拿，逐步消失，而原先痉挛程度较次的痛点，就会上升为主痛点。以此，反复转移、治疗，最后达到痊愈。由上可见，痛点转移现象，是指拨推拿法的重要观察指标。必须随时抓住转移的痛点，在运动中，因势利导，进行治疗。

4. 经指拨法治疗后，在痛点皮下埋针，需做适当局部固定，并嘱患者减少局部活动，忌用外力随意按压原痛处。

第八节　导引的注意事项

导引的目的是预防和治疗疾病。对于不同的患者，要根据病情以及身体状况，选择合适的导引动作。其核心要求是：松、静、动，三者协调起来，同时进行调身、调息、调神。在进行导引训练时，要注意如下事项，以帮助提高效果，避免偏差。

1. 要保持松静自然的状态，初学者可以口中低吟"松"字。

2. 开始时，呼吸的频率以自然呼吸为宜。其后渐渐放慢呼吸，越轻越好，越慢越好，这样方能达到调息的效果。

3. 尽可能地守神，减少杂念。即使有杂念，也要尽量避免回忆不愉快、不喜欢、不好的事情。

4. 不必硬记导引动作的姿势及数量，应尽量忘掉一切，切不可强求，这样可避免因情绪紧张而心烦意乱，造成偏差。

5. 导引的目的是为了医疗、康复、养生、保健，而不是为了强壮肌肉。动作要求缓慢、柔和。过猛会损伤身体与组织。每个姿势一般维持数秒至数分钟。

6. 导引与带气行针必须配合，并要重复进行。

7. 每次导引时间应根据患者的具体情况而定，一般不宜太累，可以微微出汗，但不可汗出过多。也可以少量多次，避免一次性做大量的动作。

8. 对一些严重的瘫痪，如中风偏瘫急性期、脊髓横断损伤早期、急性脊髓炎早期，每天导引的时间不能少于 4～8 小时（密集导引法）。

9. 时间可以说是决定康复的关键，因此导引要在最佳治疗时机进行。

10. 导引的基本原则，可参考使用药物的原则，即凡需应用兴奋剂的病症，多选用刺激偏重的导引方法，相反则选用刺激偏轻的导引方法。

11. 医师不但要掌握众多的康复技巧，还要做好心理辅导，帮助患者树立信心。《周易·乾卦·象传》曰："天行健，君子当自强不息。"

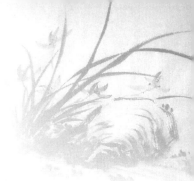

第七章

家庭护理与自我康复

当患者病情基本稳定出院后，通常要定期复诊和继续进行康复治疗，有时需要坚持数年之久。事实上，医师接触患者的时间并不多，即便是每天1次，每次的治疗平均也不过1小时，除非是住院留医。可见，患者绝大部分时间要由家人照顾。要取得最好疗效，达到祛除疾病、恢复健康的最终目的，患者与家属必须积极参与，不能仅靠医师的几根针或几片药。患者和家属的责任就是配合医师，做好以下4个方面的事情：家庭护理，心理调适，自疗康复，全面保健。

第一节 家庭护理

一、家庭关爱

患者一旦离开医院，回家休养与康复，就意味着病情稳定或基本治愈，大都可以恢复正常生活和工作。但有部分患者仍需长期护理，甚至终身照顾。如中风偏瘫、小儿脑瘫，外伤、车祸引起的截瘫和四肢瘫痪，其他还有癫痫、帕金森综合征、脱髓鞘病、运动神经变性疾病等。

患者由于长期患病以致严重影响心境，常有忧郁、沮丧、烦躁、易怒、悲观失望等情绪反应，十分需要家属和亲人的随时关爱、安慰与开解。创造良好的家庭气氛和亲情的温馨，使患者建立起自疗康复的坚强信心、决心和毅力，是非常重要的。

作为患者的家属和亲人，要理解和体谅患者的各种异于寻常人的心态。有时，一句无意的话语可能令患者产生极大的痛苦联想，甚至造成严重后果。因此，家属宜在患者面前多说爱护和鼓励的语言，切忌对患者的身体缺陷冷言冷语或嘲讽。在治疗与康复方面，应从正面鼓励患者，坚持做主动运动，并尽可能督促、帮助和保护患者进行康复导引，以利于患者自疗康复的进展。

二、家庭护理

合适的家庭护理，对减少患者的并发症，常起到决定性的效用。如定时协助患者翻身，拍打背部及腰骶部，可以减少肺部分泌物，改善呼吸道通畅和腰骶部血液循环，防止压疮的发生。根据近年来的报道，压疮是导致截瘫患者，尤其是高位截瘫患者死亡的常见原因。因此，对瘫痪、昏迷、中风后遗症患者等，必须定时帮助患者做翻身运动。除了翻身外，可用虚掌轻柔均匀地拍打背、腰、骶部。在拍打的同时，患者配合深呼吸与咳嗽动作。每次拍打 10 ~ 15 分钟左右，每日 2 ~ 4 次。若患者能自己翻身活动，则尽量鼓励患者自己翻身，改变体位，以防肺部感染和产生压疮。

很多脊髓炎或外伤患者不能自主控制小便，需要定时导尿，容易发生泌尿系统感染。因此要鼓励患者多饮水以清洁尿路，并注意会阴部清洁，防止交叉感染。同时，训练患者定时坐便盆排泄小便，做膀胱导引，切勿使间歇导尿或保留导尿成为永久性措施。

对有排便功能障碍的患者，要设法促使排便功能恢复正常。若有习惯性便秘，首先要改变饮食结构，多吃低脂肪、高蛋白、高能量饮食及含粗纤维的蔬菜、水果等，并给予足够水分。固定排便时间，并配合腹部按摩。必要时应用通便药物或灌肠。对瘫痪患者除采用上述方法外，尚要坚持做自主大便功能训练，每天至少定时进行 1 次。

枕骨粗隆、肩胛部、髋部、骶尾部、足跟部等骨骼突出处易发生压疮。应用软枕或海绵垫保护骨隆突处，每 2 ~ 3 小时翻身 1 次，避免拖、拉、推等动作。床铺经常保持干燥清洁，定时温水擦澡按摩，增进局部血液循环，改善局部营养状况。对瘫痪患者每日施行四肢向心性按摩，每次 20 ~ 30 分钟，以促进静脉回流，防止深静脉血栓形成。更重要的是，保持肢体在正常的功能位置上，是保证肢体功能顺利康复的前提。例如，仰卧或侧卧位时，头抬高 15° ~ 30°。下肢膝关节略屈，足与小腿保持 90°，脚尖向正上。上肢前臂呈半屈曲状态，可手握一布卷或圆形物体。

中风偏瘫、脊髓损伤、脊髓炎症、脊髓肿瘤术后、吉兰-巴雷综合征、脱髓鞘性疾病、帕金森综合征、小儿脑瘫、运动神经元变性疾病等各种导致运动功能障碍的患者，必须坚持在家中做肢体运动功能锻炼，每日不宜少于 6 小时，分多次进行。例如，每日 10 ~ 12 次，每次 10 ~ 30 分钟左右，中间休息10 ~ 20 分钟。随着身体的康复，要鼓励患者自行锻炼，并及早离床活动，由坐到站，逐渐增加，必须注意保护，避免跌倒。对高位截瘫或下肢截瘫的患者宜早期辅以站立，以防骨质疏松。

以右侧偏瘫的中风患者为例：右上肢通常为痉挛性偏瘫，屈肘呈挎篮式，右手握拳，拇指被其余四指紧扣在掌心。右下肢伸膝、僵直，右踝关节外翻，严重的甚至右足底翻向内上方，右足外踝接近地面，步履艰难、疼痛。同时多伴有语言功能障碍。上述症状多数在中风发生后 30 天左右出现，如果能从早期开始注意护理，可明显减轻或避免。家属辅助功能锻炼，可采用下列方法进行：助护站在患者患侧，一手握住患侧的手腕；另一手置于肘关节略上方，做患肢上、下、左、右、屈伸、旋转运动及手指的屈伸运动。下肢功能锻炼：助护一手握住患肢的踝关节，另一手握住膝关节略下方，使髋膝关节做伸、屈、内外旋转、内收外展运动。

对足踝关节变形的中风患者，助护一手握住患肢的足弓部，另一手做各趾指压、按摩及屈伸活动。对僵硬的关节、挛缩与肿胀的局部软组织，可采用热敷、揉按，或红外线灯照射等方法，以改善局部组织的血液供给，并且配合适当的日常生活功能锻炼。

家庭护理的最终目的，是使患者达到生活自理，改善患者的生活质量。通过训练使患者能逐渐恢复自己吃饭、穿衣、洗漱、如厕及一些室外活动等生活习惯，由完全照顾过渡到协助照顾，直至生活自理。护理人员要鼓励患者多做主动运动。如果主动运动有困难，则可以在做被动运动的同时，启发患者求生存、求康复、求生活自理的坚强信念。尽量培养患者的独立生活意识。每天患者运动的次数要多，但不宜太累，少量多次，以稍微出汗为度。

有语言功能障碍者，只要神志清醒，在发病后即可以马上进行语言功能训练。语言训练一般愈早愈好，且每天不少于 4 小时，若超过 1 个月则语言功能恢复就困难了。

家庭护理要以尽可能督促患者生活自助为主，而不是代替患者做任何事情。过分的照顾，会让患者养成依赖的心理，不利于康复。

三、饮　食　调　理

"药补不如食补。"饮食调理是家庭护理的一个重要部分，对瘫痪患者尤为要紧。但必须要根据具体病证、个人体质及不同阶段的需要进行调节。总原则是：宜清淡、忌生冷、少刺激、高营养、多品种、荤素配、要适量、莫过饱、易消化、助润肠。《黄帝内经》曰："天至广不可度，地至大不可量……草生五色，五色之变，不可胜视；草生五味，五味之美，不可胜极。嗜欲不同，各有所通。天食人以五气，地食人以五味。""五谷为养，五果为助，五畜为益，五菜为充，气味合而服之，以补精益气。"五色以养五脏，是指自然生长的各色食物，包含着宇宙一切生物所必需的营养物质，其中包括各种维生素、矿物质、脂肪、蛋白质、葡萄糖、水等所有物质，以供人体生长发育的需要。可见，人体之所需自然界早已配备完善。我们需要注意的是：一不偏食，二不过饱，三勿厚味，四莫太精美。当如歌曰：饮食清淡莫贪多，粗细精杂餐餐有。膏粱厚味少入口，保你活到九十九。

不同疾病对饮食调理要求不同，如高血压患者，要求尽可能少吃膏粱厚味，以防止血脂、胆固醇过高，导致血管硬化和血栓形成。痛风患者，注意少食蛋白质含量偏高的食物，如豆类、瘦肉，以及啤酒等可以影响嘌呤代谢的物质。肿瘤患者，要忌烟酒，忌腌制类食品。脊髓损伤引起的截瘫患者，宜多吃补肾益髓，含骨钙胶原的食品，如猪骨髓、牛骨髓、淡菜、海参、鱼鳔胶，以及猪、牛、羊皮、筋之类的胶冻，深海鱼类（含皮、脂肪），其他如龟、鹿、驴等四腿动物的皮、肉、肌腱、韧带类食物等。蔬菜类宜选一些偏于温热、多粗纤维者，如韭、蒜、姜、南瓜、山药、白菜、核桃仁、黑芝麻、莲子、芡实、木瓜、榴莲、枣、椰菜等。

尽量避免以下食物，如表 7-1 所示。

表 7-1　对健康有害的食物

1	油炸类食品	● 含饱和脂肪、反式脂肪，导致心血管疾病 ● 含致癌物质 ● 高温烹调，破坏维生素，使蛋白质变性
2	腌制类食品	● 导致高血压，肾负担过重，导致鼻咽癌 ● 影响黏膜系统（对肠胃有害） ● 易得溃疡和发炎
3	加工类肉食品（肉干、肉松、香肠等）	● 含致癌物质：亚硝酸盐（防腐和显色作用） ● 含大量防腐剂（加重肝脏负担）
4	饼干类食品	● 食用香精和色素过多（对肝脏功能造成负担） ● 严重破坏维生素 ● 热量过多、营养成分低
5	汽水可乐类食品	● 含磷酸、碳酸，会带走体内的大量的钙 ● 含糖量过高 ● 喝后有饱胀感，影响正餐
6	方便类食品（主要指快餐面和膨化食品）	● 盐分过高，含防腐剂、香精（损害肝脏） ● 只有热量，没有营养
7	罐头类食品（包括鱼肉和水果类）	● 破坏维生素，使蛋白质变性 ● 热量过多，营养成分低
8	话梅蜜饯类食品（果脯）	● 含致癌物质：亚硝酸盐（防腐和显色作用） ● 盐分过高，含防腐剂、香精（损害肝脏）

续表

9	冷冻甜品类食品（冰淇淋、棒冰和各种雪糕）	● 含奶油，极易引起肥胖 ● 含糖量过高，影响正餐
10	烧烤类食品	● 含大量三苯四丙吡（三大致癌物质之首） ● 导致蛋白质炭化变性（加重肾脏、肝脏负担）

对于养生，孔子《慎疾》更提出："肉虽多，不使胜食，气尚澹泊也；不为酒困，慎礼节也；不多食，示俭约也。"可见饮食调理，非仅为增加营养，实在还包括道德的修养。

第二节　心理调适

一、以情制情

气为百病之源，故有百病生于气之说。气之为病，起于无形，实乃情志之变也。五志、六欲、七情，无不从心起始，即所谓"起念皆属心"也。

情志不但可以致病，亦可以治病。"以情制情"是情志病的一剂良药，是中医学对现代心理康复的一大贡献。常言说得好，"心病尚须心药医"。何谓心药？对于五志之病，《儒门事亲》曰："但以五行相胜之理治之……故悲可以治怒，以怆恻苦楚之言感之；喜可以治悲，以谑浪亵狎之言娱之；恐可以治喜，以恐惧死亡之言怖之；怒可以治思，以污辱欺罔之言触之；思可以治恐，以虑彼志此之言夺之。"上述之治实为心药矣，亦即以情制情。古之祝由类似今之心理精神科。久病卧床或不得行动之患者，其心境极易波动，情绪甚不稳定。倘若家人稍有照顾不周，或语言刺激，常会造成患者悲观失望，失去对身体康复的信念，甚者产生"生不如死"的消极想法。

因此，从疾病一开始，就要让患者做好长期康复的心理准备。哪怕只有百分之一的希望，也不能放弃。奇迹的创造往往就在我们坚持努力的最后时刻出现的。好比在黑夜的大海里，船发生意外，靠我们游泳自救，如果发现远方有一星灯火，就会坚持下去，直至到达彼岸。若在黑茫茫的大海中，四周一片漆黑，会使人丧失希望和信心，即使彼岸就在身旁，也可能放弃求生的机会。作为医师，我们的天职是给予患者希望与奋斗的意志。只有首先给予患者希望，他才能树立自信和自强不息的奋斗精神，这就是"心理调适"。我们更不宜在患者面前宣判他的生死。当医师直接向患者宣告"你的生命只有 6 个月"或"你没有希望好转时"，应该设身处地想一想，如果是你自己，能承受得了吗？

我们应该鼓励患者不放弃，给予希望和信心，"我命在我"，要把生命和健康掌握在自己手里。同时应运用或推荐其他多种综合医疗措施。世界上不知道有多少临床个例推翻了医师的错误判决。说明了需要心理调适的不仅是患者和家属，也包括医务人员。在抢救和治疗每一位患者的时候，首先考虑的不该是自己的责任风险，而是如何挽救患者的生命和缓解患者的痛苦。切莫拘于一方一法，更莫拘中、西门户之见。

二、节 制 情 志

五志、六欲、七情切莫过极，凡事皆需有个节制。心身宜统一，形神需一致。心理状态的改变，可以透过肉体反映。反之，肉体的改变，亦能反映心理变化。正如俗话所说"怒发冲冠"，"喜笑颜开"，"人逢喜事精神爽"。可见形神是互为因果的。五志过极，则百病丛生。唯有节制情志，方能消灾免难。《素问·阴阳应象大论》曰："怒伤肝，悲胜怒……喜伤心，恐胜喜……思伤脾，怒胜思……忧伤肺，喜胜忧……恐伤肾，思胜恐。"说明五志过极所伤，和以情治情的方法。

《医学心悟》归纳了"保生四要"，"戒嗔怒"即为一要。《寿亲养老新术》总结了"七养"，其中就有"莫嗔怒养肝气，少思虑养心气"。现代研究表明，只要善于避免忧郁、悲伤等不愉快的消极情绪，使心理处于怡然自得的乐观状态，就能提高大脑及整个神经系统的功能，使各个器官系统的功能协调一致，可避免出现焦虑、失眠、头痛、神经衰弱等疾病。

三、疏 泄 情 志

现已证实，结肠炎、消化性溃疡、忧郁症、神经衰弱、失眠、胃溃疡及一般胃痛等均与情绪压抑有关。据国外报道，因心理因素导致的心身疾病，目前已高达几十种，涉及的范围由皮肤到内脏，由功能性到器质性，由内分泌系统到免疫系统，可以说无一幸免。可见心理致病之广泛与严重性。

中医学认为，"郁则发之"。抑郁在心中的不良情绪，宜通过适当的方法来发泄。例如，找朋友倾诉，甚至哭一场；或调整思想，把事情看得淡一些，或从另一个角度来看问题，或转移思想焦点；或改变环境，散步、唱歌、运动等，都可以帮助恢复心理平衡。最忌动也不动，整天沉溺在负面情绪中，或走另一个极端，用不理智冲动的行为去发泄，更会伤人害己。

四、精 神 乐 观

精神乐观是健身的要素、长寿的法宝。正所谓"笑一笑，十年少；愁一愁，白了头"。《黄帝内经》说："内无思想之患，以恬愉为务，以自得为功，形体不敝，精神不散，亦可以百数。"《证治百问》中也说："人之性情最喜畅快，形神最宜焕发，如此刻刻有长春之性，时时有长生之情，不惟却病，可以永年。"古往今来的老寿星，无不是笑口常开的乐观者。《黄帝内经》认为："喜则气和志达，荣卫通利。"说明精神乐观可使人体营卫之气运行正常，气血和畅，生机旺盛，从而身心健康。

五、顺应四时

《素问·四气调神大论》曰："夫四时阴阳者，万物之根本也，所以圣人春夏养阳，秋冬养阴，以从其根，故与万物沉浮于生长之门。逆其根，则伐其本，坏其真矣。故阴阳四时者，万物之终始也，死生之本也，逆之则灾害生，从之则苛疾不起，是谓得道。"人应顺应自然界四时气候的变化，调摄精神与生活，以适合自然界生、长、化、收、藏的规律，从而达到养生防病的目的。如《素问·阴阳别论》所说："人有四经十二从……四经应四时，十二从应十二月，十二月应十二脉……知死生之期。"《说卦》曰："立天之道曰阴与阳，立地之道曰柔与刚，立人之道曰仁与义。"将天地人三位一体，置于同等地位看待。这就是古人的"天人合一"，亦就是中医学的"整体观念"。唯有从变化的宇宙中，不断追求人的生活与自然相适应、相和谐，才能创造一个"天和五谷丰登，地和万象更新，国和天下太平，家和万事兴旺，人和延年益寿，气和百病难侵"。变是绝对的，不变是相对的，要在变中求不变，求中和，求生存，求发展，则必须付出代价与努力。这就需要我们能善应四时之变，善节饮食起居，内调五志、六欲、七情，外练筋、骨、皮、肉，自然能绵寿久长。

六、如何面对死亡

"一旦你学会如何死亡，你就学会如何生活。"

当病情发展到回天乏术的时候，我们该如何面对死亡？其实，有生必有死，这是自然规律。《庄子·至乐》记载，庄子的妻子去世，惠子前来奔丧，却见庄子在敲盆唱歌，惠子责怪他说："你与妻子一起生活过，她把孩子抚养长大，现在老了，死了。你不哭也罢了，竟然还敲着盆子唱歌，不是太过分了吗？"庄子回答："当她刚死的时候，我何尝不难过呢？可是我省思之后，觉察她原来是没有生命的；不但没有生命，而且没有形体；不但没有形体，而且没有气。然后在恍惚之间，生化了气，气再变化而出现形体，形体再变化而出现生命，现在又变化而回到死亡。这就像春夏秋冬四季的运行一样。这个人已安静地睡在天地的大屋里，我却在一旁哭哭啼啼。我认为这样是不明白生命的道理，所以就停止哭泣啊。"

庄子妻死，惠子吊之，庄子则方箕踞鼓盆而歌。

惠子曰："与人居，长子老身，死不哭亦足矣，又鼓盆而歌，不亦甚乎！"

庄子曰："不然。是其始死也，我独何能无概！然察其始，而本无生；非徒无生也，而本无形；非徒无形也，而本无气。杂乎芒芴之间，变而有气，气变而有形，形变而有生。今又变而之死。是相与为春秋冬夏四时行也。人且偃然寝于巨室，而我嗷嗷然随而哭之，自以为不通乎命，故止也。"

有多少人能像庄子一样看透生死？谁能说自己不贪生怕死呢？健康的人谈论死亡有一点像纸上谈兵，只有死亡降临到身上才会对死亡有真切的认识。曾经有一位 A 君在网上写道："当我被医师确诊为癌症时，我的大脑一片空白。脑子里只有一个念头：这一定是开玩笑，不可能。此后几天里，我猛然觉得所有事情都是飘忽的，突然觉得所有平时看得很重要的事情、很伟大的事情、很恩怨的事情都变得非常飘忽，无足轻重。此时，生命的存在成为一件最重要的、最沉重的事情。脑子里反反复复地想着我这一生做了什么？还有多少事情没做？想得最多的是刚满 10 岁的儿子以后怎么办，将来他会变成什么样的人。"这是面对死亡威胁的典型心理反应。根据心理学家伊丽莎·库伯勒-罗斯（Elisabeth Kubler-Ross）的研究，人突然面对死亡的时候，会有以下的心理过程：

1. 否认　震惊，麻木，觉得是不可能的。

2. 愤怒　觉得上天不公平，为什么是我。

3. 讨价还价　期望以某些方法来交换结果，譬如发愿，求神。

4. 忧郁　确定无法改变结果的时候，心情低落，陷入谷底。

5. 接受　最后接受事实。

作为医护人员，我们该如何帮助濒死的患者及其家属呢？

1. 运用各种医疗手段减轻患者肉体上的痛苦，尽量维持生活质量，包括避免使用副作用大的药物，以减低不适或并发症。很多药物，尤其是化疗药物，所带来的痛苦更甚于疾病本身。这段时期，针灸、轻柔的按摩及热敷往往可以令患者感到舒服。患者舒服一点，家属身心的煎熬也少一点。

2. 尽可能帮助患者保持头脑清醒，好让患者在剩下的日子里，能完成想做的事，见想见的人，说想说的话，以及解决遗产问题和安排后事等。这样才无憾而去。

3. 提供心理或心灵辅导

（1）聆听：很多临终患者的亲友都避讳在患者面前提及"死亡"二字，担心会对患者有不良的刺激。其实，患者在这个时候正需要有人来分担内心的痛苦，最希望有人帮助他解决一些未了结的事情。旁边的人越是装得若无其事，患者越觉得孤独和忧伤。也许我们在这样的气氛下会感到不自在，不知如何安慰临终者。但不要紧，我们无须说话，只要握住他的手，耐心倾听他的诉说就足够了。

（2）宽恕他人，也宽恕自己：没有一个人一生中没有犯错，临终者很容易产生罪恶感、愧疚或怨恨。要鼓励他宽恕他人，也宽恕自己。临终时要有正念、善念，千万不要有嗔恨。这样才可以去得安详，这是中国人讲的善终。

（3）活在当下：在剩下的日子里，要过好每一天，伤心流泪于事无补。这时候，物质的享受已毫无意义，因为物质是为满足肉体，而肉体即将消失；反而是精神上的享受更重要，享受与每一个亲戚朋友的相处时间，欣赏大自然的美丽，分享周围的爱。

（4）每一个人的死亡都可以是有意义的：14岁的JW不幸患上脑瘤。虽然要忍受手术、放疗和化疗的煎熬，他仍然每天带着微笑。在保持乐观的同时，他明白自己的生命有限。他决定为其他患病的小孩子做点事情，于是开始用各种方法募捐，从身边的人以至全世界。短短的2年内，他筹得几十万元善款。在他去世后3年，他的遗愿终于达成，一所美丽舒适的客栈JW House坐落在美国加州圣塔克拉凯撒医院旁边，患病小朋友在接受治疗的期间，为他们的家人提供免费住宿。其实，每一个人都可以像JW一样把自己的死亡变得有价值。

（5）放下一切：我们无法带走任何东西，所以，在去世之前，要尽力放下内外的执着。最难放下的是亲情，很多临终者坚持多活一些时日，是因为心中仍有牵挂。他必须见到他所爱的人并从此人获得明确的口头保证。第一，允许他去世；第二，保证在他死后，这个人会过得很好，没有必要为他担心。这是最后的道别，然后，临终者会马上放下而安详地去世。

第三节　自疗康复

有病求医，天经地义，但绝不该"赖医"，因为医师救急不救缓。因此，对于慢性病的康复，病者须在家属与亲友的协助下，进行自疗康复。我们知道，世界上所有生物都有自愈的能力，人类在这方面的能力应该更强。如果说，扩大内需是国家渡过经济危机的良药，那么，自我治疗、自我康复，则是人类渡过疾病危机的最好法门。

1. 首先要有"我命在我"的积极人生观。

2. 要听从医嘱，尤其在服药、戒食方面。

3. 要适当地分配休息、运动的时间。

4. 最好把功能康复运动融于平常生活中，例如手指活动不利者，尽量尝试自己使用餐具进食；若能融于娱乐中则更佳，例如抛球、搓麻将等。

第四节　全面保健

由于医学的发达和人们对自我养生保健的注意，现代人的寿命普遍提高，许多国家的人口平均年龄都渐渐进入老龄化年代。如何延缓机体组织的日渐衰退，以保持独立生活的能力，是我们每一个人都必须面对的问题，也是医学界需要研究的重要课题。其实，延缓衰老的养生保健方法甚多，但都有一个特点，就是要持之以恒，切勿两天打鱼，三天晒网。通过实践，笔者提出以下几条容易记的口诀，对养生保健及一些急、慢性疾病的医疗、康复及预防都有一定效用。

　　三从：从心、从力、从意
　　四得：吃得、睡得、动得、屙得
　　三忘：忘记年龄、忘记烦恼、忘记恩怨
　　五宜：宜淡、宜宽、宜动、宜静、宜通

一、三　　从

主要是教我们为人处世，待客接物之中要注意的养生事宜。从者，随也，有节制、有限度也，不可过极也。《养性延命录》曰："养寿之法，但莫伤之而已。"从心者，凡做事莫违心，莫强求，莫做心有余而力不足的勉强之事。从力者，做任何事情，均需留有余地，切勿把力使足用尽，以免伤身。俗话说："话莫说满，弓勿拉足，力毋使尽。"从意者，思也、念也。意念勿过分，莫好高骛远，莫异想天开，甚者废寝忘食，胡思乱想。正如前人所说："才所不逮而困思之，伤也；力所而不胜而强举之，伤也。"孔子亦提倡"君子三戒"。可见，凡事皆需节制，莫勉强，莫伤身。唯有遵循"从心、从力、从意"，方得益寿永年。

二、四　　得

四得是民间养生保健的常用方法，简要介绍如下：
一为"吃得"，要自幼养成不偏食，不挑食的良好习惯，五味偏淡可健脾，五色齐全五脏宜，粗细荤素多搭配，定时进餐三分饥。
二为"睡得"，睡宜定时，适四季之变。子前入睡阴阳合，睡前心静莫多思，若配丹田深呼吸，一觉安宁到卯时。
三为"动得"，生命在于运动，勤力创造世界。活动者，活着就要动，唯有活动才能体现生命的存在。
四为"屙得"，是指大小便需要保持通畅，尤其是大便。什么都可以储蓄，因为它可以生利。唯有大便不能储蓄，因为它不但无利，反而有害。人的衰老退化与大便积存，使内毒素吸收有关。很多人的习惯是 2 天 1 次大便，实际上这很不好，应该改为 1 天 2 次，或至少每天 1 次才好。

三、三　忘

三忘是指忘记年龄、忘记烦恼、忘记恩怨。扬州八怪之一郑板桥写了一幅很著名的作品"难得糊涂"。我想人到老年，有时装聋作哑，难得糊涂是一件好事，可以免去许多烦恼和不愉快的事情。

（一）忘记年龄

俗话说"人生七十古来稀"，但是在医疗技术发达的今天，已变成"人生七十小弟弟"了。按照现代医学研究显示，人的最高寿命可以达到 120 岁。目前的平均寿命亦在 80 岁左右。当人们超过 60 岁后，还整天记住自己的年龄、生日，就会使人产生一种悲观情绪，每过 1 年，就会想到离开人世又少了 1 年。因此，人过花甲，其年龄应从头计起。最好是忘掉数字，更莫为生日大摆宴席。其实，生日那天，是母亲受苦的日子，尤其在出生的那一刻，是母亲最痛苦的一刻。可以纪念，但不宜大吃大喝。人过古稀之后，更应该忘掉年龄与生日。越是年老，越宜忘掉生日，更不宜大事庆贺，因为庆贺活动会增添当事人的情绪变化，热闹之后会使当事人感到疲劳，过多的饮食亦会影响当事人的消化功能和睡眠，还有会提醒当事人的内心活动"啊！我离鬼关门又近了一步"的消极想法。

（二）忘记烦恼

烦恼与欢乐都是自己找来的。自寻乐趣则气血和畅，心宽体胖；自找烦恼则郁闷恼怒，郁则气滞，怒则化火，耗损气血，伤及五脏，影响健康。

（三）忘记恩怨

人生在世数十载，历经炎夏与冬寒；人间冷暖共苦甘，恩怨情仇伴辛酸；口眼一闭皆是空，何不在生尽忘怀；万贯家财带不走，不如生前多从善。

四、五　宜

（一）宜淡

宜淡，有两个含义：其一，宜饮食清淡；其二，宜淡泊名利。

1. 饮食清淡　现代社会宣扬健康饮食。饮食养身和饮食致病，自古就有记载。《黄帝内经》曰："高粱厚味，足生大疔。"民间有"病从口入，祸从口出"之说。《素问·上古天真论》曰："食饮有节，起居有常……度百岁乃去……以酒为浆，以妄为常……起居无节，故半百而衰也。"《素问·脏气法时论》同时提出："五谷为养，五果为助，五畜为益，五菜为充，气味合而服之，以补精益气。此五者，有辛酸甘苦咸，各有所利。"在饮食禁忌方面，《灵枢·九针论》提出五裁，曰："病在筋，无食酸；病在气，无食辛；病在骨，无食咸；病在血，无食苦；病在肉，无食甘。口嗜而欲食之，不可多也，必自裁也，命曰五裁。"根据"五脏所主"的理论，与近世对肾病忌盐，糖尿病忌糖，哮喘、结核忌辛辣等观点是相一致的。可见，中国历来就有倡导不偏食，食有节制，饥饱适宜，荤素与五色、五味相配的良好习惯。无过之，无不足，以应五脏所需，养五脏之精，达到"正气存内，病安从来"的目的。

2. 淡泊名利　淡泊是一种修养，一种气质，一种智慧，一种境界。诸葛亮在《诫子书》中有句名言："非淡泊无以明志，非宁静无以致远。""淡泊明志"，可使人去品味人生、领略人生、顿悟人生；"宁静致远"，让人心静如水，胸襟开阔。不要为追求名利而不择手段，作出欺蒙、拐骗、造假，甚至盗抢害命等伤天之事。须知君子求财，当取之有道。淡泊宁静，就是教人们在日常生活中保持一颗平常心，工作时以入世的心态积极认真地去奋斗，该休息时以出世的心态把一切都放下，让心境处于一种淡泊自然的状态。大学者梁漱溟认为："情贵淡，气贵和。惟淡惟和，乃得其养。苟得其养，无物不长。"老庄崇尚"恬淡虚无"、"少私寡欲"、"夫恬淡寂寞，虚无无为，此天地之午，而道德之质也。"《素问·上古天真论》强调德寿双全，曰："嗜欲不能劳其目，淫邪不能惑其心，愚智贤不肖不惧于物，故合于道，所以能年皆度百岁而动作不衰者，以其德全不危也。"

（二）宜宽

"心宽体胖"和"宰相肚里可撑船"，不但告诉我们养生的方法，也教我们做人的道理。"心宽"，是指胸襟宽广、豁达、待人宽厚。假如做到能容天下难容之事，则心可安，人缘佳，无忧愁，少烦恼，自然能延年益寿。古代医家亦指出："悲哀忧愁则心动，心动则五脏六腑皆摇。"亦说明心胸狭窄，嫉妒，疑心重者，常易导致多种疾病的发生或加重。

（三）宜动

"生命在于运动"是人人皆知的俗语。我们在导引章，已专门讲到肢体导引和内脏导引，就是以运动为主的导引内容。气血流畅是保障百病不侵的条件，亦是防止和延缓机体功能衰退的重要保证。故有"流水不腐，户枢不蠹"的名言，流传至今。对于老年人和瘫痪的患者，运动对康复养生更显得特别重要。只是康复与养生运动每次不宜太久、太累，而是少量多次。梁代陶弘景《养性延命录》曰："养性之道，莫久行、久坐、久卧、久视、久听；莫强食饮，莫大沉醉，莫大愁忧，莫大哀思，此所谓能中和。能中和者，必久寿也。"《灵枢·九针论》亦曰："久视伤血，久卧伤气，久坐伤肉，久立伤骨，久行伤筋。"因此，每次运动以感到微微发热或微汗即止，休息片刻，然后可重复进行。

对于中老年人的养生保健，除参照"导引"章"主动导引"一节进行外，亦可采用下列方法。

1. 四肢肢端运动　我们称微循环为人体的第二心脏，可见肢端微循环在机体组织代谢的重要性。肢端微血管是人体血氧交换的重要环节。通过甲皱微循环的检测，可以了解到血管壁的弹性度、血液的黏稠度、红细胞与白细胞的变形功能，血液的流速、流量，血管的充盈度和血容量等，用以反映机体心脑血管及所有组织器官的生理功能状况，有防治疾病的作用。因此，改善肢端微循环对我们养生保健是具有积极意义的。

（1）手指操：体位不限，自然，放松。将双手合掌，来回搓动 20 ~ 30 次。然后，将双手互握呈拳，并相互搓动指端，次数不限，使之发热为度。再将双手互相移动，至腕部摩擦腕关节，如干洗手状，使双腕产生热感。再后，用双手拇指端，分别点按余外四指的 1、2、3 节指腹，点按次数与顺序不限，但必须记住第一次点按的顺序和每节指腹的次数，以便后面可以重复 12 ~ 36 次。这样可以同时改善我们的脑记忆和协调。

（2）足趾操：体位不限，自然，放松。若能除鞋最好，不除亦可。先将双（单）足跟着地，翘起足掌，左、右转动踝关节，12 ~ 36 次。再将足趾掌着地，抬起足跟左右活动踝关节，12 ~ 36 次。然后，将双足平踩着地，活动足趾，并将双足趾趾腹用力着地，使趾腹摩擦鞋里底面，使之发热为度。亦可用双足跟，相互按摩、踩压，由足踝、足背到足趾。力度以自我感觉有可耐受的痛感为佳，持续时间 1 ~ 3 分钟。

2. 其他部位运动　在上述运动的基础上，可配合颈、肩、肘、腰、髋、膝等关节的运动。如颈部的左右转侧，胸腹、腰背的前后俯仰，耸肩、动肘及空踩单车等动作。（可参阅导引章）

（四）宜静

养生在于养神，神宜静，而不宜躁。老子在《道德经》中指出："致虚极，守静笃。"即要尽量排除杂念，使心灵空虚而不杂；始终如一地坚守清静，使神气静而不躁。《素问·上古天真论》："恬惔虚无，真气从之；精神内守，病安从来。"若要神静，首需宁神、敛神、藏神。

1. 抑目静耳　人之形躯虽小，然欲望无穷。由六欲（眼、耳、鼻、舌、身、意）产生六尘（色、声、香、味、触、法）。唯无欲，方能无私、无畏；唯无欲，方能恬惔虚无。六欲之首在眼、耳，若能抑目以内视，静耳以内听，则外无所诱，内无杂念，六根清净，而存思神安矣。

2. 凝神敛思　意为六欲之一，须知意念无论善恶，皆耗精血，只在多寡。若系恶念，达则伤人害己，不达则妄思不宁，轻则气滞、食不下、眠不安，久则血瘀而变生百病。故凝神敛思对养生非常重要，其法在静修。

静修类似近代静气功，可卧、可坐、可站，体位不一，其义相同，但以坐位为主。道家主张静坐以存想；佛家以禅坐、面壁求顿悟；古代儒家也重视静修，认为"静能生慧"，并把静坐定为理学的必修课，甚至要求弟子们通过半日读书、半日静坐以明理。

静修在古老文明国家和地区如中国、印度、中东已有数千年的历史。西方科学家在最近几十年开始研究静修对身体和脑的影响，研究的结果是正面而有趣的。

● 人在静修时，全身肌肉放松，心率、呼吸及大脑电波缓慢，耗氧量减少，基本代谢率降低，免疫功能增强，全身小血管舒张，肾上腺素与其他紧张激素下降等一系列生理变化。

● 对慢性疼痛、失眠、高血压、冠心病、糖尿病、焦虑等，均有良好的缓解作用。

● 临床统计发现，有静修习惯的人因心脏病住院的次数比不静修的人少87%，患肿瘤住院的少55%，感染传染病住院的少30%，看医师次数少50%。

● 静修者比非静修者的免疫能力明显提高。

● 长期静修者的生理年龄比平常人年轻12年。

● 用功能性磁共振观察，发现在静修过程中，负责决策和专注功能的前额叶特别活跃。静修经验越久，效果更明显。就算有外界刺激，如噪声、烦音，经验丰富的静修者不受干扰。听觉的皮质区虽然接收了声音，但处理情感的部位并未引起反应。这种"定力"在不静修的时段依然持续，所以静修者遇到问题和压力时，能比较从容地应付。

● 顶叶皮质是产生自我意识的地方。在静修中，顶叶皮质变得不活跃，可以解释为何入静使人有虚无之感。

● 长期静修的人，脑回会增多。脑回越多，处理信息更多更快。

庄子说："真人之息以踵，众人之息以喉。"也就是说，静修需配合"气沉丹田"的腹式深呼吸。

静坐的具体做法，可按"调身、调息、调心"三部曲。一为调身：端坐椅子上，大腿平放，小腿要直，两脚分开，放松腰带，头颈正直，下颌微收，背伸直，两肩下垂，全身放松，闭目闭口，舌抵上腭，两手交叉放于腹部，两拇指按于脐上，手掌捂于脐下；二为调息：自鼻吸气，入胸，下中脘，慢慢地鼓起下腹，稍停，再慢慢地用鼻呼气，使腹部恢复正常，呼吸愈慢愈微愈好；三为调心：即排除杂念，将意念集中在脐下手掌捂处（丹田穴上），吸气时要气沉丹田，呼气时，用意念将气向外缓缓送到上肢及下肢，从肢端出去。如此不断重复，慢慢便进入一种似有似无、如睡非睡的忘我虚无状态，会使你感到全身非常轻松舒适。一般每日早晚做 2 次，每次做 30 ~ 60 分钟。结束后，两手搓热，按摩面颊双眼以活动气血，可产生神清气爽、身体轻盈之感。若能持之以恒，则能起到强身祛病的作用。

（五）宜通

宜通者，通畅也。宇宙间一切运作，都必须畅通无阻。即使是泥土，亦需要通，正所谓"土松有灵气，土实无生命"。生命之通，首在气，次在血，三在饮食，四在二便。只要气顺，血畅，食下，便通，则百病去半矣！

肺主气，肝理气。肺失所主呼吸难，短则不安五脏累，甚则窒息命难存。肝主疏理气顺畅，血循无阻五脏强。血虽在次养全身，时时刻刻不可停，若有溢瘀见诸痛，最怕头脑与心胸。饮食二便亦要通，呕逆噎膈气作祟。小溲日行四五次，腑气必须天天行，莫将二便当宝存，免作早衰短寿人。

1. 气血宜畅　中医学对疼痛的原理有如下概括："痛则不通，气血壅滞也；通则不痛，气血调和也。"《黄帝内经》又谓："百病生于气。"气不顺是由于情志不畅，先肝郁气滞，继而血瘀痰壅，百病丛生。现代研究也证明了负面的情绪会增加冠心病的机会。朱氏头皮针的医学实践，首重调理情志，先使之心安神定，方予针治。任何疾病若能配合情志调理，较易于康复。即使是某些所谓"绝症"亦能延缓病情恶化，减轻痛苦。

因此，通过静养与深呼吸，能使人气血通畅，则疼痛消失。气行则血行，故关键在于气行通畅。

2. 饮食宜下　中医学非常重视脾胃中焦。六腑气血通畅，则饮食自然下行，五谷营养正常吸收，否则浊气不降，清气不上，一定生病。饮食同样受情绪影响较大，当我们在吃饭的时候，突然听到一个令人不愉快的消息，或在饭桌上发生口角或争论，可以立即影响食欲，甚至会感到胸闷、吞咽有梗塞感等症状发生。所以，中国有句古话叫"食不语，坐不摇"。因为，在饮食时说话，容易发生呛咳，影响吞咽，且有些人边吃边说，口沫横飞，有碍卫生。如口无遮拦，语出伤人，又影响情绪。因此，要保证饮食易下，首先要养成一个良好的饮食习惯。每次饭前，要调理好心境，以愉悦欢快的心情享受每一顿，才是养生之道。

3. 二便宜通　饮食入于胃肠，经过运化，营养物质得到吸收，糟粕排出体外。其排泄体外的通道主要有 3 条，除汗液通过皮肤排泄外，其余通道就是二便，而以大便更为重要。因为，大便停留在体内，直肠在重吸收水分的同时，亦将代谢废物中的毒素吸收体内，日久导致机体组织受害，促使器官衰退老化。青春痘、中枢性高热以及某些感染与炎症，都与便秘有关。东晋葛洪说："欲要长生，腹中常清；欲要不死，肠中无屎。"

五、其他建议

最后对自我康复、保健与养生提出几点建议：

1. 精神康复　首先要自信、自强、坚持、愉悦、毅力。

2. 形体康复　主动为主，被动为辅，尽力而动，微汗而止，少量多次，反复不已，若能每天或每周制定一个切合实际的基本指标要求，则更为有利。

3. 内脏康复　内脏康复保健是以深呼吸配合腹部按摩为主的主动运动，必须每天坚持至少 1 次，不能少于 15～30 分钟。

4. 养生保健　着重于养成正常的生活习惯，戒除各种不良嗜好，包括不轻易服食各类药物、营养品、保健品。应尽可能依赖自然食物为主。

5. 对老年人可定期服用一些具有活血化瘀的药物，如云南白药、生田七粉、复方丹参片等。一般每年服 2 次左右，每次约连服 30 天，一般可按常规用量。如长年使用，则宜用小剂量。若已经服用西药如阿司匹林或华法林，则必须调整中西药的剂量，不能过多。

6. 自青壮年开始，可养成每天站立斜板 2 次，每次站立 5～10 分钟，可改善和延缓脊椎退化。

7. 日常养生保健谚语

规规矩矩作息，

清清淡淡饮食，

早早晚晚运动，

仔仔细细医疗，

轻轻松松工作，

认认真真服务，

稳稳当当理财，

公公正正处事，

和和气气待人，

平平安安旅行，

高高兴兴回家，

健健康康一生。

无际大师心药方

大师谕世人曰：凡欲齐家、治国、学道、修身，先须服我十味妙药，方可成就。何名十味？

好肚肠一条　慈悲心一片　温柔半两　道理三分　信行要紧

中直一块　孝顺十分　老实一个　阴骘全用　方便不拘多少

此药用宽心锅内炒，不要焦，不要躁，去火性三分，于平等盆内研碎。

三思为末，六波罗蜜为丸，如菩提子大，每日进三服，不拘时候，用和气汤送下。

果能依此服之，无病不瘥。

切忌言清行浊，利己损人，暗中箭，肚中毒，笑里刀，两头蛇，平地起风波。以上七件，速须戒之。

此前十味，若能全用，可以致上福上寿，成佛成祖。若用其四五味者，亦可灭罪延年，消灾免患。各方俱不用，后悔无所补，虽有扁鹊卢医，所谓病在膏肓，亦难疗矣；纵祷天地，祝神明，悉徒然哉。况此方不误主顾，不费药金，不劳煎煮，何不服之？

偈曰：此方绝妙合天机，不用卢师扁鹊医；普劝善男并信女，急须对治莫孤疑。

　　　　　　　无际大师即唐朝布达和尚，拜在六祖之徒青原行思门下
　　　　　　　　　时人尊曰石头和尚，与马祖并称二师

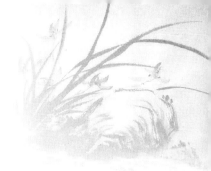

病　例

临床疗效是针灸医学的灵魂。朱氏头皮针遵从针灸能"决死生，处百病，调虚实"的古训，将针刺结合导引，广泛运用于临床各科，施行"五到"之法而取得很好的疗效。兹举部分病例作为参考，尚有更多病例将刊登在《朱氏头皮针医学实践丛书·临床治疗学分册》中。

一、足　下　垂

杰克，男，63岁，美国农场主人。2011年8月因腰椎间盘突出压迫脊髓，右腿无力，以手术治疗。术后4个月，患者自称右腿功能只恢复40%左右。2012年1月3日初诊，患者右足下垂，不能背屈，走路呈跨阈步态，足趾完全不动，足部感觉减退，皮温略低或正常，取"下焦区"、"右下肢区"为主，阳陵泉、条口、解溪为辅，嘱患者用意念做背屈动作。第1次治疗后患者即能足趾外展成扇形。以后原法再治，此时不使用任何运动器材，完全用意念控制。第4次治疗时患者已有所体会，不费力气而可以产生轻微的背屈动作。疗程1个月，共12次，每次用朱氏头皮针，加阳明及少阳经穴位，以及坚持反复导引。1月30日患者称麻木感消失，触觉恢复，屈膝坐位时，右足能背屈15°~20°，步态接近正常，脚跟先着地，在田间步行及耕种数小时而无不适感。因有远行而不能继续治疗，嘱患者坚持锻炼，保持下肢温暖，必能日渐康复。

二、发　热

李某，男，16岁，平素健康，突然不明原因发热38.3~38.9℃，除了疲乏无其他症状，所有检查阴性，虽服用多种抗生素已经2周，体温持续不退，由母亲带来求诊。针刺"头面区"、"上焦区"三针排刺，泻以抽气法，患者憋气至少汗出，当时即感觉舒服，嘱回家多喝水并休息。24小时后，母亲致电谓儿子热已全退，精神抖擞。

三、眩　晕

爱菲伊，女，59 岁。于 2010 年 1 月 27 日从楼梯滚下，头部着地，头皮擦破有血肿，当时出现意识蒙眬，不能集中，眩晕，耳鸣，有平衡障碍，无恶心呕吐，视力正常，上肢及上背部有麻木感，右足踝有撕脱骨折，关节红肿热痛。据西医的病历报告，CT 显示颅内无损伤或出血，颈部除正常退变外，未发现异常。2010 年 5 月 5 日初诊，主诉为眩晕。自称每天睡觉只能平卧，头部保持正中，不敢转侧，尤其向左方时，眩晕更甚。患者舌象正常，脉弦细，精神表现非常紧张、焦虑、常叹息，头颈部拒绝触碰。遂先以"头面区"安神，同时加以安慰，免其担忧。然后针刺"下焦区"、"颈区"，取仰卧位，一边运针，一边令患者缓慢转动头部。一开始眩晕很厉害，但重复两三遍后即消失。怀疑诸症与颈椎有关，嘱再拍 CT，果然发现 C_5-C_6 有错位及椎间孔狭窄。复诊 3 次后，患者已能安睡，头部转动时也不再头晕，焦虑明显减轻，手麻亦减少。原法再治，除头皮针治疗区以外，尚加颈椎 C_4-C_6 之华佗夹脊穴，并加强头颈部导引；耳鸣以"耳颞区"为主，以听宫、听会、耳门为辅，加鸣天鼓导引。经 1 个月治疗，所有症状消失。

四、中　风

周某，男，61 岁。2010 年 12 月 4 日早上突然感觉右边肢体麻木，口语不清，前往急诊室被诊断为脑梗死，住院观察 1 天，仅服阿司匹林，无其他治疗。患者症状日益加重，至第 3 天已右边瘫痪并失语，口角流涎，由弟弟背负前来求治。初诊针刺"头面区"、"下焦区"、右"上肢区"、右"下肢区"，用重抽气法，做上肢部及下肢部导引。50 分钟后，患者右手可以抬起，肌力从 0 级提升至 3⁻级。第 2 天复诊时，患者右臂能上举，并且自行从椅子站起行走，但步履不稳。第 3 天复诊，原法再治，并辅助患者步下 20 个阶梯。第 4 天加强手部导引，一边运针，一边练习手指，虽动作缓慢，已能抓物。连续 10 天治疗，除体力比中风前较弱外，患者基本上恢复语言及运动功能。

五、吉兰-巴雷综合征

1999 年 4 月，我们正在美国西岸圣地亚哥市讲授朱氏头皮针时，一名年轻人在轮椅上被推进教室来。年轻人 6 个月前感染了病毒，外周神经受损，从腿开始麻木瘫痪，蔓延至肺，住院多月以后，恢复自主呼吸，但双腿萎软无力，肌肉萎缩，无法站立或行走。笔者马上做示范治疗，用"下焦区"、双"下肢区"，抽气法强刺激，同时做下肢导引，15分钟后，患者从椅子站起。其后2天继续针治，患者已自行围绕教室踏步及上下讲台之阶梯。3个月后，患者来信告知已完全康复，并恢复喜爱的攀登运动（图8-1，图8-2）。

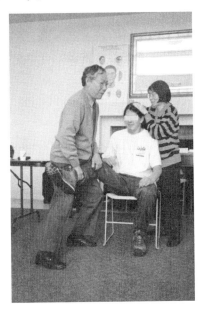

图8-1 患者接受头皮针治疗

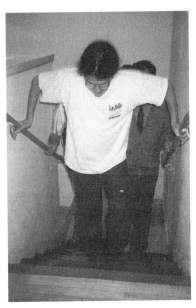

图8-2 患者自行上下台阶

六、癫 痫

蔡某，自4个月大开始有一连串的癫痫，经常先从局部性发作，继而全身性发作。在右脑后部发现异常，怀疑是神经纤维瘤，西医给予苯巴比妥，但家长恐怕药物会影响孩子的脑发育，因此求诊于头皮针。用"上焦区"、"中焦区"、"下焦区"、"巅顶会阴足踝区"。初期用点刺不留针，后期用短针留针12～24小时。从4个半月，每周2次治疗，一直坚持到3岁，未曾再有癫痫发作。6岁时随访，母亲告知小孩发育正常，健康活泼。

七、急性腰扭伤

马某，男，57岁，2010年4月23日初诊。患者3天前，突然发生腰脊疼痛，并向右侧大腿、腹股沟及臀部放射，严重影响直立、转侧、弯腰和步行，活动幅度稍大或跨步稍快则剧痛难忍，不能久站亦不能久坐，夜间更难翻身转动。西医诊断为腰椎间盘突出症，给予止痛剂，并建议手术。患者不想手术，止痛药又不止痛，而来针刺治疗。患者侧身倾斜步入诊所，不能弯腰，亦不能直立，腰骶部正中及偏右侧局部压痛明显，右大腿有放射感。因患者无法躺床，而采取坐位治疗。取"下焦区"、"腰区"，以抽气泻法，先用轻手法，再用重手法。在运针同时，令患者先做深呼吸放松，再慢慢活动腰部，并逐步缓慢站起，做俯、仰腰部动作。待疼痛减轻后，增加腰部痛点针刺，和站立纠正斜板10分钟。40分钟后，令患者自己活动腰部，已基本无痛，步行较自如，可以直立行走。嘱留针回家，翌日复诊。4月24日上午复诊，步态行动已无碍。重复头皮针运针后，患者自称完全不痛，准备晚上参加跳舞晚会。至今3年多，未再复发。

八、偏 头 痛

柯某，女，48岁，2001年8月27日初诊。主诉偏头痛30年，以右侧为主，头痛头胀。患者有原发性高血压，有家族史，当天血压192/118mmHg；一直服用止痛药和降压药，效果不佳。治疗用"头面区"、"下焦区"、"额颞区"，轻手法。针后第2天虽有头痛先兆，但未有真的发作，且感觉很快消失。二诊时，血压依然，头痛明显减少。三诊时，因患者尝试停喝咖啡，戒断症状为头部隐痛，兼有围绝经期的烘热及盗汗，除头皮针外，加足三里、太溪、太冲、三阴交。四诊后即停服止痛药，偏头痛基本上已控制。3周后，血压降至154/100mmHg。疗程2个半月，共11次治疗，最后以六味地黄汤加减作巩固。

九、肩 周 炎

玛露，女，59岁，墨西哥人。右肩痛6个月，晚间加剧。经过整脊医师治疗，仍无缓解，由整脊医师介绍过来。患者前屈后伸功能正常，但内旋活动受限，肱二头肌短头肌腱、大圆肌肌腱、小圆肌肌腱和三头肌皆有明显压痛。右手向背后只能碰到臀部外侧。用"下焦区"、"上肢区"、"肩区"，中刺激抽气法，并按摩局部肌腱，手法从轻到重。一边运针，一边运动右臂外旋和内旋，先被动，后主动。治疗完毕时，疼痛减少30%，右手可以碰到第4腰椎横突。1周后第2次治疗，原法再守，加肩髃、天宗，此时右手可以触到第2腰椎。第3次治疗后，右手已触到第10胸椎，而且尖锐疼痛感消失，只有酸痛感，睡眠安稳。

十、带 状 疱 疹

患者为27岁妇人，刚移民美国，感到很大的生活压力。2010年1月14日初诊，谓4天前右耳后乳突疼痛，发热，并有红点，继而小水疱，出现在右眼睑和眉毛上面，剧烈的烧灼性疼痛，难以忍受。发病以来不能入睡，兼便秘。诊断明确为带状疱疹，为肝经郁热，累及阳明经。治疗先轻刺"头面区"以安神，并轻抚额头及印堂，令患者做深呼吸，不用 10 分钟，疼痛便开始缓解。随后在疱疹周围局部沿皮刺。当晚即能通便、安睡。2 天后复诊，原法再治，并加清热中药 2 剂以巩固。3 天后，患者致电告知已痊愈，疱疹完全消退，亦无后遗神经痛。

参 考 文 献

1. WebMD. Effect of acupuncture on immune function. May 1, 2003. http: //www. webmd. com/cancer/tc/ncicdr0000445441-humanclinical-studies.

2. 朱明清，洪修鄂，郎林福. 经络感传现象普查8403例的统计分析. 科研资料汇编. 浙江省中医研究所，1979：140-144.

3. L. de Broglie. Researches on the Quantum Theory, Thesis (Paris)，1924；L. de Broglie, Ann. Phys. (Paris) 1925, 3: 22.

4. Bohr N. Quantum mechanics and physical reality [J]. Nature, 1935, 136: 1025-1026.

5. Einstein a, Podolsky B, Rosen N. Can quantum-mechanical description of physical reality be considered complete? [J] Phys Rev, 1935, 47 (10): 777-780.

6. Letter from Einstein to Max Born, 3 March 1947; The Born-Einstein Letters. New York: Walker, 1971.

7. Freedman SJ, Clauser JF. Experimental test of local hidden-variable theories [J]. Phys Rev Lett, 1972, 28: 939.

8. Sauve M, Lewis W, Blankenbiller M, et al. Cognitive impairments in chronic heart failure: a case controlled study [J]. J Card Fail, 2009, 15 (1): 1-10.

9. Heckman G, Patterson C, Demers C, et al. Heart failure and cognitive impairment: challenges and opportunities [J]. Clin Interv Aging, 2007, 2 (2): 209-218.

10. Claire Sylvia, William Novak. A Change of Heart [M]. New York: Warner Books, 1997.

11. Izzedine H, Tankere F, Launav-Vacher V, et al. Ear and kidney syndromes: molecular versus clinical approach [J]. Kidney Int, 2004, 65 (2): 369-385.

12. Torban E, Goodyer P. The kidney and ear: emerging parallel functions [J]. Annu Rev Med, 2009, 60: 339-353.

13. Elisabeth Kubler-Ross. On Death and Dying [M]. New York: Touchstone, 1997.

14. Michael Murphy, Steven Donovan. The Physical and Psychological Effects of Meditation [M]. California: Institute of Noetic Sciences, 1997.

15. Orme-Johnson D. Medical care utilization and the transcendental meditation program [J]. Psychosom Med, 1987, 49 (5): 493-507.

16. Davidson RJ, Kabat-Zinn J, Schumacher J, et. al. Alterations in brain and immune function produced by mindfulness meditation [J]. Psychosom Med, 2003, 65 (4): 564-570.

17. Wallace RK, Dillbeck M, Jacobe E, et al. The effects of the transcendental meditation and

tm-sidhi program on the aging process [J]. Int J Neurosci, 1982, 16 (1): 53-58.

18. University of Wisconsin-Madison News (June 25, 2007). Brain scans show meditation changes minds, increases attention. News. wisc. edu. April 1, 2013. http://www. news. wisc. edu/13890.

19. Jair Robles. Meditation: a key for unlocking the human brain. Superconsciousness. com. April 1, 2013. http://www. superconsciousness. com/topics/health/meditation-key-unlocking-human-brain.

20. Luders E, Kurth F, Mayer EA, et al. The unique brain anatomy of meditation practitioners: alterations in cortical gyrification [J]. Front Hum Neurosci, 2012, 6: 34. doi: 10. 3389/fnhum.

跋

朱氏遵循先辈"不为良相，愿为良医"的谆谆教导，并认为要成为良医，该融合医、易、道、儒、释。

知医者，知形神、知技理、知中西、博古今，而择优施治。

知易者，知天地、知变应、知谦和、知病之转机而防预为先。

知道者，知修心、知修性、知修身，行导引之术，养浩然正气，求健康长寿之体。

知儒者，知孝亲、知仁爱、知礼义，知中庸和谐，视病家如己。

知释者，善为本、德为根、苦修禅、渡众生，为今生来世，福泽子孙。

朱氏头皮针的发展，必须靠人才的培养。我希望传承者能掌握中医学诊疗技术的同时，又熟悉西医学的诊断知识，对各类疾病作出准确诊断。医术固然重要，但我更着重"谦、善、爱、和、修"。谦者，易之谦卦也。百事之兴，谦和为首。谦受益，满招损。谦为先者，尊重也，有谦方能从善，病无富贵贫贱，老弱妇孺，当一视同仁。行善者，非单施舍，而在于用"心"。心善方能生大爱，此仁德之本。俗语谓"医者父母心"，"医者当有割股之心"。德高才能"修心、养性、练身"。既有正确的心态，健康的身体，继以修习医术，成为一名以朱氏头皮针医疗手段为主，有仁心仁术的新医学临床专家，对人类的养生、医疗、康复、保健作出贡献。以上是我对所有以朱氏头皮针行医者的期望，并希望在他们的努力下，朱氏头皮针能继续在世界各地推广普及，为各族人民的生命与健康服务。

鸣　谢

〰〰〰〰〰〰〰〰〰〰〰〰〰〰〰〰〰〰〰〰〰

本书承蒙台湾前"行政院"孙院长运璿先生；国父中山先生之孙，孙治平先生；岭南画派赵大师少昂先生，生前题词。

前台湾红十字会总会徐会长亨公为本书作序，悲闻牛年初亨公作古，令人哀悼永念！四位先辈期盼愚作，未能在他们生前奉上，深表歉意和感激。今日出版，得以告慰亡灵生前眷顾之情。

又蒙业师上海中医药大学李鼎教授题词，为本书增添墨宝，万分感谢！

本书出版得到学长，原上海中医学院针灸系主任，张教授效禹兄审稿、作序；北京中医药大学针灸学院教授，中国针灸学会针法灸法分会陆副主任委员寿康学弟作序，在此向二位致以衷心感谢！

本书更得好友，现任台湾"中国医药大学"副校长张教授永贤兄，在百忙中抽暇为拙著作序，亦借此表示万分感谢！

笔者能以"朱氏头皮针"广传全球，有今天的成就与名声，实与世界针联筹委会主任、中国中医研究院（现中国中医科学院）前院长鲁之俊教授，和世界针联筹委会副主任、大会秘书长、中国中医研究院前副院长王雪苔教授，二位良师的慧眼与极力推荐，改变了我的人生轨道。今以此书的出版告慰二位师辈的恩情厚意。

本书得以完稿，尤需感谢学生萧慕如医师多年来的无偿帮助。笔者来美后，因不谙英语，轻信族人，被不淑之辈骗取在美国几近八年的所有心血成果。1996年后的5年内，笔者对针灸事业失去信心、失去希望。在想放弃从事30多年针灸专业的瞬间，是萧医师帮我重新建立新诊所，并义务为诊所打理杂务，安排讲座与患者，协助翻译，激励我重拾对针灸事业的信心。2000年始，为宣扬"朱氏头皮针"的特殊疗效，在她的坚持下，建立了"朱氏针灸神经医学中心"，开设"朱氏头皮针专业文凭课程班"并创办"朱氏头皮针教育暨研究基金会"。为扩大影响，她自建网站，自制教学与病案光盘。在医术方面，她勤奋好学，精益求精。在头皮针应用上，可以说不亚于我，且在配合传统体针与中药方面，更频于我、优于我。对现代医学科技知识的了解和运用则更胜于我。《朱氏头皮针医学实践丛书》一书能够出版，与她的积极努力

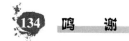

和夜以继日地收集、整理资料，以丰富书稿内容是绝对分不开的。我感激她雪中送炭的高尚品质，在此，向她表示由衷的感谢！

本丛书之"神经系统病症治疗规范篇"由孙锦平博士、韩迪博士、李文建博士、王粤博士等神经科专家，直接参与编写工作，提供了许多神经系统病症的诊治数据，对"朱氏头皮针治疗规范"方案的充实、完善作出了有力的协助，特向他们致以深切的感谢。

还有广西学生董洪涛博士为我整理讲稿。山东青岛大学医学院附属医院急诊神经科裴主任海涛博士，为海外头皮针研习班专家提供实践场所，并带领孙锦平博士、张佩海医师等一起，将头皮针治疗率先应用于神经科急症。他们为综合医院急诊科开创了应用针灸医学的先例。在此，向他们表示衷心感谢！

纽约医学博士贝胜飞医师，为本书提供宝贵建议。瑞士医学博士费勤，为研究"朱氏头皮针针刺对心率变异性的影响"提供了研究场所和仪器，亦在此一并表示深忱感谢！

本书出版尚要感谢王增强先生和硅谷印刷厂卢先生在百忙中慷慨协助拍摄照片，王雯青、朱淼骏为本书图像制作的帮助。

最后还要感谢老友，国际知名画家汪大师观清兄，为本书题写书画，增添无限光彩。

朱明清谨识
2013 年春